U0220145

上海市医师协会骨科医师专培推荐教程

ORTHOPEDIC TRAUMA UPDATE

创伤骨科进阶教程

上海市医师协会骨科医师分会创伤工作组·组编

主审·张长青 袁 文

主编·张 伟

副主编·纪 方 董宇启 禹宝庆 丁 坚

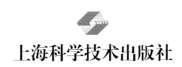

上海科学技术出版社

图书在版编目（ＣＩＰ）数据

创伤骨科进阶教程 / 上海市医师协会骨科医师分会
创伤工作组组编；张伟主编. -- 上海 ：上海科学技术
出版社，2022.1
ISBN 978-7-5478-5551-5

Ⅰ．①创… Ⅱ．①上… ②张… Ⅲ．①骨损伤－诊疗
－教材 Ⅳ．①R683

中国版本图书馆CIP数据核字(2021)第225722号

创伤骨科进阶教程

组　编　上海市医师协会骨科医师分会创伤工作组
主　审　张长青　袁　文
主　编　张　伟
副主编　纪　方　董宇启　禹宝庆　丁　坚

上海世纪出版(集团)有限公司
上海科学技术出版社 出版、发行
(上海市闵行区号景路159弄A座9F-10F)
邮政编码201101　www.sstp.cn
上海雅昌艺术印刷有限公司印刷
开本 787×1092　1/16　印张 11　插页 4
字数 210千字
2022年1月第1版　2022年1月第1次印刷
ISBN 978-7-5478-5551-5 / R·2423
定价：98.00元

本书如有缺页、错装或坏损等严重质量问题，请向工厂联系调换

内容提要

　　本书是由上海市医师协会骨科医师分会创伤工作组专家编写的创伤骨科教程。书中介绍了国内外创伤骨科诊治的前沿技术，内容涵盖锁骨、肩胛骨、肱骨、桡骨、骨盆、髋臼、股骨、胫骨和踝关节骨折的相关知识。各章节按照应用解剖、骨折特点、损伤机制、临床表现、分型、治疗、并发症等板块进行叙述。重点介绍了作者的临床经验、创伤骨科的技术和相关争议点，并结合典型病例进行讨论，以提高创伤骨科医生的临床实践技能。

　　本书的读者对象为骨科医生，尤其对创伤骨科医生具有临床指导价值。

编者名单

主　审

张长青　袁　文

主　编

张　伟

副主编

纪　方　董宇启　禹宝庆　丁　坚

顾　问

王秋根　孙月华　孙玉强　王　蕾

编　者

（按姓氏笔画排序）

丁　坚　王　蕾　王建东　王秋根　纪　方　孙　辉　孙玉强
芮碧宇　吴晓明　沈　浩　张　权　张　伟　张　超　张　磊
陈云丰　林　健　金翔赟　郑龙坡　禹宝庆　贺　韬　敖荣广
黄建华　董宇启　韩志华　谢雪涛

前　言

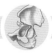

　　2014 年，上海市医师协会骨科医师分会成立，上海市第六人民医院张长青副院长任分会创始会长，我作为分会工作秘书和创伤工作组秘书协调分会和创伤组具体工作。骨科医师分会也是上海市医师协会成立的第一批分会之一，成立之初就明确了其主要职能，其中最重要的职能之一就是专科医师规范化培训（简称专培）的专家指导工作。当时，国内住院医师规划化培训（简称规培）刚刚兴起，专科医师培训工作还没有起步，在上海市卫生和计划生育委员会（现为上海市卫生健康委员会）和上海市医师协会的领导下，在首届骨科医师分会领导班子和各个专业工作组成员的共同努力下，大家开始积极探索，勇于尝试，从制订大纲、设计考试形式、组织题库，到抽题组卷、评分评判，一步步摸索，走过了 7 个年头，骨科医师专培工作取得了长足的进步，骨科医师分会在创始会长张长青教授、现任会长袁文教授领导下，连年被评为优秀专科医师分会。

　　我从一开始就深度参与并具体组织了上海市骨科医师专培的专家指导工作，在这个过程中，我逐渐产生了一个认识：严格的培养过程和结业考核设计固然重要，但我们可能无意间会忽视或者不够重视这样一个现实情况，那就是接受专培的医生往往是有几年临床工作经验的、甚至即将晋升主治医师职称的医生，一些太基础的教科书对他们来说已经太浅了，在非常专业的临床专著和基础教科书之间，能适合他们阅读和参考的教程似乎少之又少。而且，当前技术发展和知识更新都很快，教科书和教程形式的书籍出版几年后内容就显得陈旧。尽管上海市医师协会骨科医师分会曾组织编写过专培教材，但对于年轻好学和视野开阔的接受专培的医师来说，显然远远不够。

　　策划本教程并将其付诸实施的冲动来源于对十几年以前我参加过的美国骨科医师协会（AAOS）年会的记忆和体会。在那次年会的展位上我首次见到 AAOS 出版的 *Orthopedic Knowledge Update*（简称 *OKU*），并被其所吸引，曾购买其中的创伤分册作为收藏。*OKU* 被 AAOS 推荐为美国骨科医师继续教育培训的教程，定期更新。这种形式和风格一直深深印在我的脑海里，认为这是特别适用于骨科专培的教程。在 2019 年主持骨科分会创伤工作组工作以后，我将参照 AAOS 的 *OKU* 的模式编写适合上海市骨科医师专培教程的设想与创伤组的几位顾问和副组长交流以后，得到他们的大力支持和响应，之后我们就开始逐步推行这一计划，经过多次讨论拟定了教程的基本框架和特色模式，并将该教程英文名暂定为"*Orthopedic Trauma Update*"（简称 *OTU*），决定每两年更新和补充一次，正好在两年一届的"海上骨科论坛"发布和推出。除了为骨科专培医师学习提供参考图书之外，我们计划在两年的周期内定期组织"海上创伤骨科医师沙龙"，对创伤骨科的最新进展进行总结和交流，并吸引专培医师参与并学习。两年内"海上创伤骨科医师沙龙"交流的进展内容将作为 *OTU* 的更新内容，而专培考核题库的创伤部分将着重参考最新版 *OTU*。这样，通过 *OTU* 的定期编写、更新和出版，上海市创伤骨科的医师培养形成一个完整的链条，并希望借此探索骨科专培的新模式。

令人高兴的是，在上海有一群富有热情也富有才华的年轻骨科医生，他们在繁忙的工作之余，投入了宝贵的精力参与到 *OTU* 的编写中来，并高质量完成。骨科医师分会创伤工作组秘书丁坚主任在组织协调方面做了大量细致的工作。特别感谢王秋根教授，无论作为上一届副组长还是本届顾问，他都始终对分会和创伤工作组的工作付出了极大的热情，对 *OTU* 的构思和实施做出了极大的支持，也贡献了很多创意和想法。

特别感谢上海市医师协会对本教程的支持和关爱，在编写组讨论本教程采用什么样的中文书名的过程中给予了重要的指导意见，使本教程最终采用《创伤骨科进阶教程》这样一个恰当而准确的名称。

专科医师规范化培训是职业医师成长过程中非常重要的一步，对提高我国专科医师的专业素质以及保证为人民提供更高质量的卫生服务起到了非常积极的作用。作为上海市医师协会骨科医师分会和创伤工作组的成员，我们将继续不懈努力，不负众望，不负韶华。

我们相约，两年一届的"海上骨科论坛"！

两年一版的 *OTU*，值得期待！

未来已来，让我们携手同行！

上海市医师协会骨科医师分会委员、秘书、创伤工作组组长
上海市第六人民医院骨科副主任、第三党支部（创伤骨科）书记

目　录

第一章
锁骨骨折

锁骨骨折是最常见的骨折类型之一。锁骨骨折的发病率较高，约占所有骨折的 2.6%，占所有肩部骨折的 35%[1, 2]。锁骨骨折的发病率与年龄和性别有显著相关性，其表现为发病率随年龄增长而逐渐降低，男性发病率（68%）显著高于女性（32%）[3]。

锁骨不同部位骨折的发病率有显著差别，锁骨中 1/3 骨折占 76%，锁骨外端骨折占 21%，锁骨内端骨折仅占约 3%[4, 5]。需注意的是，锁骨内 1/3 对深层的臂丛神经、锁骨下静脉、腋静脉、肺尖部等重要器官起到保护作用，该部位骨折可合并臂丛神经损伤等严重并发症。

典型的成人和青少年的锁骨骨折由中或高能量的暴力直接损伤所致，如高处坠落、机动车事故、运动伤或者肩部的直接暴力打击等；儿童或老人锁骨骨折多发生于低能量创伤。致伤原因分析表明，起因于摔倒时肩部直接着地后的碰撞致锁骨骨折者约占 87%，肩部直接打击导致者占 7%，而手外展着地所产生的间接暴力导致者仅占 6%，这说明锁骨骨折最常见的损伤机制就是肩部的直接暴力[6, 7]。

一、应 用 解 剖

锁骨是上肢带的重要组成部分，为连结肩胛骨与胸骨的 S 形长骨。其由两个反向曲线结构构成，从而使锁骨能够承受较大的应力[8]。第一条曲线位于锁骨内侧并向前凸出，直径较大，并占锁骨长度的一半以上；第二条曲线位于外侧，是后凸的，其半径刚好是内侧曲线的一半（图 1-1A）。基于两条曲线的旋转中心，锁骨可被分为较短的外侧段、较长的中段和内侧段，外侧段、中段、内侧段的比例约为 1 : 1.7 : 1.5（图 1-1B）。需注意的是，锁骨的双曲线结构、分段结构比例解剖变异比较大，术前需仔细阅读影像学资料制订个性化的手术方案。

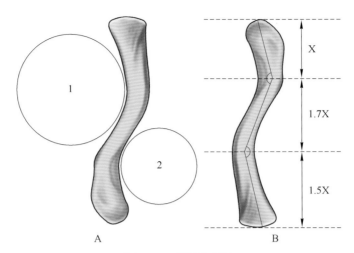

图 1-1 锁骨的解剖
A.锁骨的双曲线结构；B.锁骨的远、中、近三段结构

锁骨的内外侧构成两个关节（胸锁关节、肩锁关节）。锁骨内侧钝圆称胸骨端，它与胸骨柄的锁切迹相关节。外侧端扁宽称肩峰端，它与肩胛骨的肩峰相关节。锁骨远端与肩胛骨肩峰端构成微动的肩锁关节，由关节囊、肩锁韧带、喙锁韧带等结构维持其稳定。肩锁韧带为肩锁关节囊上方增厚的部分，呈长方形，连接锁骨肩峰端与肩峰的上面之间，维持锁骨前后方向的稳定。喙锁韧带为一强韧的纤维束，连接锁骨下面的喙突粗隆与肩胛骨的喙突之间，具有固定关节的作用，可分为内外两部分。其中斜方韧带居前外侧，较薄，呈斜方形，可防止锁骨肩峰端向前方滑脱；锥状韧带居后内侧，呈锥状，较肥厚，可限制锁骨的肩峰端向后方移动。

二、临床表现与辅助检查

锁骨骨折通常伴有明确的直接或间接暴力外伤史。主要临床表现为局部肿胀、皮下淤血、压痛或有畸形，畸形处可触到移位的骨折断端，如骨折移位并有重叠，肩峰与胸骨柄间距离变短。伤侧肢体功能受限，肩部下垂，上臂贴胸不敢活动，患者常用健手托扶患肘，以缓解因胸锁乳突肌牵拉引起的疼痛[9]。触诊时骨折部位压痛，可触及骨擦感及锁骨的异常活动。若骨折断端接触面不平整，摩擦力大，会出现断端嘎吱作响的声音，称之为骨擦音。锁骨后方有锁骨下血管、臂丛神经穿过，当骨折断端伤及血管时，可引起出血，严重时将引起失血性休克。同时若骨折断端损伤臂丛神经，则可引起上肢功能部分或完全丧失，若骨折断端损伤胸膜，可发生外伤性气胸。

X 线检查为锁骨骨折首选的检查方法[10]。最常用的摄影体位为锁骨后前位，拍摄范围应包括锁骨全长、肱骨上 1/3、肩胛带及上肺野，必要时需另拍摄胸片。前后

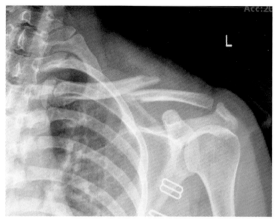

图 1-2　锁骨中段骨折 X 线片

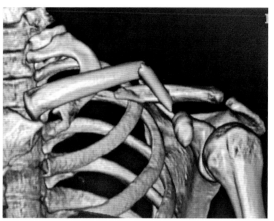

图 1-3　锁骨中段骨折 CT 三维重建

位像可显示锁骨骨折的上下移位，45°斜位像可观察骨折的前后移位（图 1-2）。CT 检查多用于复杂的锁骨骨折，如波及关节面及肩峰的骨折。尤其对于累及关节面的骨折，CT 检查优于 X 线检查。三维重建 CT 图像可清楚地显示锁骨骨折块的移位情况（图 1-3）。

三、分　　型

锁骨骨折通常根据骨折的位置分为内侧、中段和外侧骨折。1967 年，Allman[11] 首次提出根据骨折的解剖位置进行分型，其将锁骨骨折分为 3 型：Ⅰ型为中 1/3 骨折，Ⅱ型为外 1/3 骨折，Ⅲ型为内 1/3 骨折。每种类型还可分为无移位（A）和移位（B）2 个亚型，锁骨中段还有粉碎性（B）亚型（图 1-4）。

Robinson[1] 按照骨折位置、是否移位、粉碎程度及关节受累，提出了对预后有指导意义的 Edinburgh 分型。和早期分型方法相似，这种分型方法是基于骨折的解剖位置，分为 3 型：Ⅰ型，内侧 1/3；Ⅱ型，中间 1/3；Ⅲ型，外侧 1/3。根据骨折端移位大小，又将每一种分型分为若干亚型；骨折端不完全移位为 A 组，完全移位为 B 组；Ⅱ型根据骨折端粉碎程度进一步分为 1 型和 2 型，1 型为楔形骨折，2 型为粉碎性骨折或者节段型骨折；Ⅰ型和Ⅲ型根据是否累及关节进一步分为 1 型和 2 型，1 型为无关节受累，2 型为累及关节、关节间隙变宽（图 1-5）。

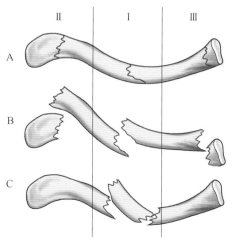

图 1-4　锁骨骨折的 Allman 分型

A. 骨折无移位；B. 骨折移位；C. 粉碎性骨折

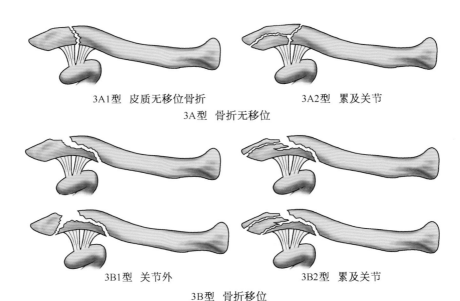

3A1型 皮质无移位骨折　　　　　3A2型 累及关节

3A型 骨折无移位

3B1型 关节外　　　　　　　3B2型 累及关节

3B型 骨折移位

图 1-5　锁骨远端骨折的 Edinburgh 分型

A 组（骨折不完全移位）：1 型关节外，2 型关节内；B 组（骨折完全移位）：1 型关节外，2 型关节内

四、治　疗

（一）锁骨近端骨折

1. 保守治疗

锁骨近端 1/3 的骨折通常进行保守治疗。这种类型骨折临床并不常见，通常骨折端移位较小，且很少累及胸锁关节[12, 13, 14]。可应用肩部吊带或八字绷带固定 2～6 周以减轻疼痛，同时鼓励患者早期活动。但是当骨折断端移位明显（＞1 cm），骨折块突入颈根部或者纵隔内，骨折块对颈根部血管和神经有压迫风险及多发伤或浮肩发生时，可考虑行切开复位内固定术。

2. 手术治疗

锁骨近端骨折手术治疗方法繁多，尚无统一标准。按内固定装置的不同，手术方式包括：单纯克氏针内固定术、克氏针张力带内固定术、螺钉内固定术、钢板内固定术等。单纯克氏针固定及克氏针钢丝张力带技术具有操作简单、术中软组织损伤小、对骨折周围的血运影响小等优点，但克氏针牢固性较差，无法满足患者早期功能训练的需要，且克氏针易松动、退针、游走及断裂并发症高，临床已很少应用。近年来多数学者主张采用锁定钢板治疗锁骨近端骨折，但目前尚无专用于锁骨近端骨折的钢板问世。部分学者采用桡骨远端锁定钢板、同侧锁骨远端锁定钢板倒置、T 型钢板取得了良好的疗效，但样本量仍较小，需进一步的临床实践证实（图 1-6、1-7）。解剖学研究发现，胸锁关节在各个方向均具有一定的活动度，其中上下 30°～35°，前后 35°，并可沿纵轴旋转 45°～50°，因此对于胸锁

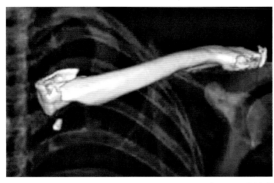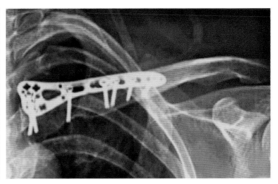

图 1-6　桡骨远端锁定钢板治疗锁骨近端骨折

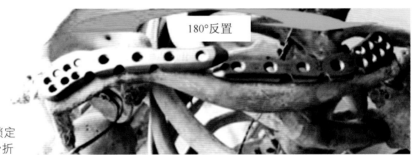

图 1-7　同侧锁骨远端锁定
钢板反置治疗锁骨近端骨折

关节应采取弹性固定。如果因为近端骨折块较小而采取跨胸锁关节固定，那么势必引起胸锁关节处钢板应力的增加，造成螺钉松动甚至钢板断裂，因此对于跨胸锁关节固定应谨慎。

（二）锁骨中段骨折

1. 保守治疗

保守治疗目前通常应用于无移位或微小移位的中段锁骨骨折。作为锁骨中段骨折的经典治疗，主要分为肩部吊带和八字绷带两种方法，也可以二者联用。通常制动 2～6 周，在固定 2～4 周时开始根据疼痛度轻度活动肢体以保证恢复后的上肢运动范围。长期随访证明，肩部吊带在骨折短缩程度、固定时间、愈合时间与八字绷带无显著差异，而悬吊固定显然具有更好的耐受性，更易于操作。

2. 手术治疗

手术治疗的指征主要包括：局部皮肤隆起明显有发展为开放性骨折可能、开放性骨折、血管神经损伤、短缩移位超过 2 cm 及断端完全移位，以及要求尽早恢复运动、工作者。

锁骨中段骨折的手术方式包括髓内固定术和钢板内固定术。髓内固定具有微创和并发症少等优点，但由于非坚强内固定，容易发生游移，不能很好控制旋转，可能引起骨折短缩。一般来说，锁骨的髓内固定适用于不太粉碎的简单骨折以及仅存在一块蝶形骨块的骨折类型；其适用范围不如钢板广泛。

钢板内固定是手术治疗中段移位骨折的可靠方案，尤其对于粉碎性骨折。锁骨中段骨

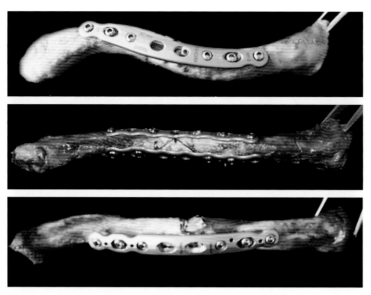

图 1-8 锁骨中段骨折锁骨钢板内固定技术

折锁定钢板有多种类型（图 1-8）。解剖型加压锁定钢板逐渐取代了重建钢板，后者稳定性较差、并发症（畸形愈合等）较多[15,16]。前上方钢板具有较好的稳定性、较少的异物刺激，减少了内固定取出概率。部分学者主张采用前置钢板，生物力学分析显示前置钢板螺钉进深大、抗拔出和抗拉伸能力强，同时其进钉方向为前后位可以显著降低造成锁骨下血管、神经、胸膜损伤的风险。更重要的是前置钢板应力遮挡率明显低于上置钢板，降低了骨不连的发生率。对于锁骨中段粉碎性骨折（Allman I C 型），有学者采用双小钢板内固定。双小钢板对粉碎小骨折块的把持度更强，可在对抗多平面弯曲应力和轴向旋转应力的同时对抗侧方剪切力负荷，降低螺钉轴向受力强度，降低应力遮挡的作用，使内固定更加稳定，尤其适合骨质疏松的患者。同时其可以避免大钢板物理刺激，减少内固定取出率。

锁骨位置浅表，对切口美观要求较高，近年来随着微创外科理念的深入人心，锁骨骨折的微创经皮钢板固定（minimally invasive percutaneous plate osteosynthesis, MIPPO）技术也越来越受到学者重视。锁骨全长位于皮下，骨性标志清楚，在锁骨上建立皮下通道及间接复位锁骨骨折技术相对容易、安全。经皮微创内固定治疗锁骨骨折，符合生物学内固定（biological osteosynthesis）的治疗原则，并发症发生率低，患者对术后外观满意度高，但其对手术病例的选择和术者的手术技术都有较高的要求（图 1-9），术后发生短缩和旋转

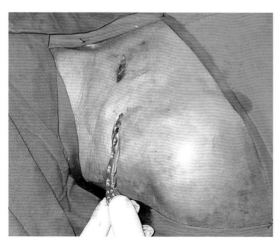

图 1-9 锁骨中段骨折 MIPPO 技术

不良的可能也高于切开复位钢板固定。

（三）锁骨远端骨折

1. 保守治疗

对于无移位的锁骨远端骨折可以选择保守治疗。锁骨远端 1/3 骨折大多数是无移位或有微小移位，处于关节外，因此锁骨远端 1/3 骨折通常选择非手术治疗。

2. 手术治疗

对于大多数不稳定骨折（Neer Ⅱ型和 Edinburgh 3B 型），目前大多数学者认为，除了功能要求较低和不能耐受手术的老年患者外，均建议早期行手术治疗[17]。目前已有很多内固定技术用于治疗锁骨远端骨折，例如克氏针固定、喙锁螺钉固定、锁骨远端锁定钢板及锁骨钢板钩等。但是，每种技术均有各自的缺陷，这限制了其在临床的应用。克氏针大多不能对抗上肢下垂的重力而易折弯、滑脱，甚至断裂；克氏针若没有穿过骨折内侧段皮质，固定不牢靠易滑脱。喙锁螺钉必须再次手术取出，因为其限制肩胛带的运动。目前多数学者认同如果远端有足够的骨量，首选是远端锁定钢板固定，而锁骨钩钢板技术适用于锁骨远端固定力量不足但同时又不能植入螺钉等情况（图 1-10）。锁骨钩板在解剖学上解决了肩锁关节脱位或锁骨远端骨折，具有优异的生理机械强度，不会造成骨撞击，仅在肩部最大外展 / 前屈时才出现肩袖撞击，根据骨折线和解剖结构选择合适的钢板长度和钩深度可以降低内固定的失败率。经关节镜的 Endobutton（带襻钢板）重建固定术是近年来发展起来的一种微创技术，该手术常通过关节镜检查，可探查到喙突底部并通过锁骨远端上方的切口进行良好复位。该固定术效果良好，切口小，Endobutton 的设计最大程度地减少了内固定的刺激，且术后无需取出（图 1-11）。

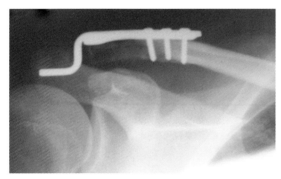

图 1-10　锁骨远端骨折钩钢板技术

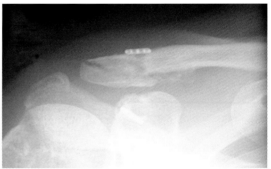

图 1-11　锁骨远端骨折 Endobutton 技术

（四）几种特殊类型的锁骨骨折

除了上述常见类型的锁骨骨折，也有多种特殊类型的锁骨骨折被学者报道，其治疗颇为棘手，值得临床医师关注。

1. 双极骨折（锁骨近端骨折合并锁骨远端骨折 / 肩锁关节脱位）

双极骨折常见于高能量损伤，常伴有颅脑损伤、胸部外伤、上肢骨折等合并伤，漏诊率高，因此锁骨全长摄片及 CT 尤为必要。对于有移位的双极骨折建议行手术治疗，一般认为采用双钢板固定较为安全可靠，单纯固定近端或远端可能使远期问题复杂化（图 1-12、1-13）。

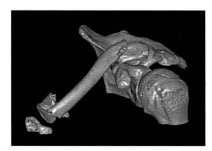

图 1-12 锁骨双极骨折

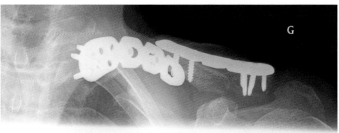

图 1-13 双钢板治疗双极骨折

2. 锁骨中段骨折合并肩锁关节脱位

此种复合损伤并不少见，其很少被报道的原因是很容易被漏诊。在这种复合损伤中，锁骨中段发生了骨折，骨折端以远的锁骨不再受胸锁乳突肌向上的牵拉力，即使喙锁结构完全损伤，三角肌和斜方肌向下的牵拉力还是会使锁骨远骨折段保持原位或者只发生轻度移位，因此临床上很容易漏诊。针对此种复合损伤，应首选手术治疗，在锁骨中段骨折得到固定后可以看作单纯肩锁关节脱位来处理。中段使用锁定钢板，远端可采用锁骨钩钢板或 Endobutton 技术治疗肩锁关节脱位（图 1-14～1-17）。

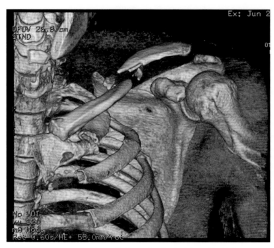

图 1-14 锁骨中段骨折伴肩锁关节脱位

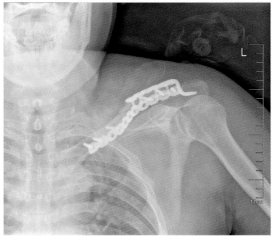

图 1-15 中段锁定钢板 + 远端锁骨钩钢板固定

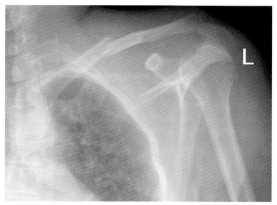

图 1-16 锁骨中段骨折伴肩锁关节脱位

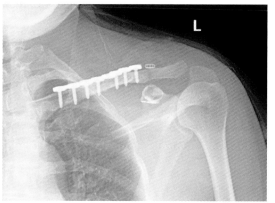

图 1-17 中段锁定钢板 +Endobutton 固定

五、争 议 点

1. 保守治疗和手术治疗的选择

既往人们多认为大多数锁骨骨折均采用非手术方法治疗，原因之一是当时的观点认为不论采用何种治疗方法，锁骨骨折通常可以顺利愈合，不愈合非常罕见。非手术治疗可使用多种外固定方法，但在实践中无论何种外固定均不可能达到对锁骨骨折的有效制动，真正维持骨折的复位很难做到，且患者经常感到极不舒适，骨折通常会按照原始的移位方向畸形愈合。既往的观点认为锁骨骨折即使发生畸形愈合，对功能的影响也很小，只是影响美观而已，不具有临床意义。但随着认识的深入，部分学者发现了锁骨骨折畸形愈合的一些并发症，例如进行性肌肉力量障碍引起的功能受限、肩关节畸形、疼痛和神经血管损伤等一系列问题，这些问题的发现使锁骨骨折的治疗产生了很多争论。同时随着人们对生活质量的要求不断提高，部分患者要求尽早恢复运动、工作，这也在客观上扩大了手术指征。这些都使锁骨骨折的手术治疗受到越来越多的关注。

2. 锁骨远端骨折治疗方法的选择

对于锁骨远端骨折的手术治疗，没有任何一种手术技术被证明优于其他方案，很多时候术后效果取决于术者的熟练程度。过去认为，由于锁骨钩钢板的自身设计特点、肩峰形态学和钢板钩端放置于肩峰下等原因，在使用过程中易发生肩峰下撞击及摩擦、肩袖损伤、肩部疼痛等并发症。现在学者多认为通过术前的测量数据选择长度和钩深度合适的锁骨钩钢板，并预判钩在肩峰下的最佳安放位置，于术后合适的时机取出内固定及早期进行功能锻炼就可显著减少术后并发症的发生。远端锁定钢板外侧小螺钉能够较为自由地进行多方向锁定，很好地确保了螺钉的把持力。且术中无需暴露肩锁关节，不会对肩峰下结构造成干扰。但在应用锁骨远端锁定钢板治疗锁骨远端骨折时，必须同时考虑锁骨远端骨折块长度能否置入足够数量的锁定螺钉，从而获得足够的稳定性，因此锁骨远端锁定钢板并不适合远端骨折块较小或者粉碎的锁骨远端骨折。近年来学者们对喙锁韧带的重建愈加重视，Endobutton 技术被证明是一种良好的解决方案，但其对技术要求较高，同时存在复位丢失率高、异位骨化发生率高等并发症，需进一步研究完善。

（张 磊，王 蕾）

参 考 文 献

[1] Robinson C M. Fractures of the clavicle in the adult. Epidemiology and classification[J]. J Bone Joint Surg Br, 1998, 80: 476-484.

[2] Nordqvist A, Petersson C. The incidence of fractures of the clavicle[J]. Clin Orthop Relat Res, 1994, 300: 127-132.

[3] Postacchini F, Gumina S, De Santis P, et al. Epidemiology of clavicle fractures[J]. J Shoulder Elbow Surg, 2002, 11: 452-456.

[4] Throckmorton T, Kuhn J E. Fractures of the medial end of the clavicle[J]. J Shoulder Elbow Surg, 2007, 16(1): 49-54.

[5] Robinson C M, Cairns D A. Primary nonoperative treatment of displaced lateral fractures of the clavicle[J]. J Bone Joint Surg Am, 2004, 86(4): 778-782.

[6] Stanley D, Norri S H. Recovery following fractures of the clavicle treated conservatively[J]. Injury, 1988, 19(3): 162-164.

[7] Webber M C, Haines J F. The treatment of lateral clavicle fractures[J]. Injury, 2000, 31(3): 175-179.

[8] Bachoura A, Deane A S, Wise J N, et al. Clavicle morphometry revisited: a 3-dimensional study with relevance to operative fixation[J]. J Shoulder Elbow Surg, 2013, 22: e15-21.

[9] Lazarides S, Zafiropoulos G. Conservative treatment of fractures at the middle third of the clavicle: the relevance of shortening and clinical outcome[J]. J Shoulder Elbow Surg, 2006, 15: 191-194.

[10] Rasmussen J V, Jensen S L, Petersen J B, et al. A retrospective study of the association between shortening of the clavicle after fracture and the clinical outcome in 136 patients[J]. Injury, 2011, 42: 414-417.

[11] Allman F L. Fractures and ligamentous injuries of the clavicle and its articulation[J]. J Bone Joint Surg, 1967, 49(4): 774-784.

[12] Asadollahi S, Bucknill A. Acute medial clavicle fracture in adults: a systematic review of demographics, clinical features and treatment outcomes in 220 patients[J]. J Drthop Traumatol, 2019, 20(1): 24.

[13] Van der Meijden O A, Easkill T R, Millett P J, et al. Treatment of clavicle fractures: current concepts review[J]. J Shoulder Elbow Surg, 2012, 21(3): 423-429 .

[14] Throckmorton T, John E K. Fractures of the medial end of the clavicle[J]. J Shoulder Elbow Surg, 2007, 16(1): 49-54.

[15] Pulos N, Yoon R S, Shetye S, et al. Anteroinferior 2.7 mm versus 3.5 mm plating of the clavicle: a biomechanical study[J]. Injury, 2016, 47(8): 1642-1646.

[16] Collinge C, Devinney S, Herscovici D, et al. Anterior-inferior plate fixation of middle-third fractures and nonunions of the clavicle[J]. J Orthop Trauma, 2006, 20(10): 680-686.

[17] Singh A, Schultzel M, Fleming J F, et al. Complications after surgical treatment of distal clavicle fractures[J]. Orthop Traumatol Surg Res, 2019, 105(5): 853-859.

第二章
肩胛骨骨折

肩胛骨骨折发生率低。1958 年，Wilson 对美国麻省总院 4 590 例成人骨折的调查结论发现，肩胛骨骨折占肩胛带骨折的 3% 左右 [1]，占成人全部骨折的 1% 左右 [2]。有研究报道，近十年来肩胛骨骨折发生率上升 1 倍（1%～2.2%）[3]。肩胛骨骨折发生率上升的原因除了与高能量损伤有关，还与老年性骨质疏松性肩胛骨骨折患者人数上升有关 [4]。值得注意的是，随着反置式人工肩关节置换的普遍应用，与此相关的肩峰骨折患者数量上升 [5, 6]。如何规范肩胛骨骨折诊治，改善和恢复肩关节的功能是近年来研究的热点之一。

一、应 用 解 剖

肩胛骨是三角形的扁平骨，位于第 2～7 后肋之间，与肱骨近端、锁骨、肩锁关节和胸锁关节一起构成肩胛带。

肩胛骨有四个骨性凸起部分：肩峰、喙突、肩胛冈、肩胛盂。肩胛骨骨量分布不均匀，中央骨量菲薄，三角形的边缘（肩胛骨内外侧缘和肩胛冈）骨量致密，肩胛骨骨量致密区域还包括：肩胛盂、喙突基底部和肩峰。

肩胛盂上窄下宽呈梨形，下部直径比上部直径增加 20%。盂肱关节是非吻合杵臼关节，肱骨头关节面直径约是关节盂的 3 倍。肩胛盂周缘覆盖着厚约 5 mm 左右的纤维软骨（肩胛盂盂唇），加深了肩胛盂的深度达 50%，从而增加了盂肱关节稳定性。肱二头肌长头肌止于盂上结节。肱三头肌长头附着在肩胛盂下方。

肩胛骨腹侧呈凹形，附着肩胛下肌，称为肩胛下肌窝（subscapular fossa）。肩胛冈把肩胛骨背侧分成冈上窝和冈下窝两部分。冈上窝较小，附着冈上肌；冈下窝较大，附着冈下肌。肩胛冈向前外侧延伸构成扁平肩峰，肩峰角（acromial angle）是肩胛冈和肩峰之间的分界线。斜方肌和三角肌的后分附着于肩胛冈，肩峰构成了盂肱关节的弧形顶点，并和锁骨远端共同构成肩锁关节。肩峰与肱骨头之间间隙称为肩峰下间隙。

肩峰的发育过程是前、中、后肩峰骨骺和肩胛冈之间互相融合的过程，在20～25岁完成骨骺闭合。不同骨骺之间互相融合出现障碍称为肩峰骨骺未闭合（os acromiale），需与肩峰骨折鉴别诊断。60%左右的肩峰骨骺未闭为双侧性，影像学上表现为类似骨折线的硬化带[7]。

肩胛盂向下方延伸构成肩胛骨外侧缘，肩胛骨外侧缘由肩胛颈和肩胛骨体部构成。肩胛骨外侧缘骨质厚实，是大圆肌和小圆肌的肌止点。肩胛骨外侧缘的下界是肩胛骨下角，肩胛骨下角外侧附着前锯肌，内侧附着肩胛下肌。肩胛骨下角后方是背阔肌、大圆肌和菱形肌骨性止点。

肩胛盂向内侧延伸，与肩胛冈相连。斜方肌止于肩峰和肩胛冈前缘。肩胛骨内侧缘是前锯肌和菱形肌的止点。肩胛提肌止于肩胛骨内上角。肩胛冈和肩胛骨内侧缘与外侧缘分别相交，构成肩胛骨上角和下角。骨量致密的肩胛冈和肩胛骨内外侧缘相交构成稳定的三角形力学结构。

肩胛盂向头端和前外侧延伸构成喙突基底部，在相当于喙锁韧带止点处，喙突扭转接近90°，从垂直方向转向水平，喙突的整体外形如同"弯曲的膝关节"。支配上肢重要的血管神经均位于喙突内侧，严格保持手术操作区域位于喙突外侧可以避免血管神经的医源性损伤，所以喙突又称为手术时的"安全灯塔（lighthouse）"[8]。喙突是维持肩胛带稳定的喙锁韧带和喙肩韧带附着点，也是发挥上肢功能的肌肉的附着点。在喙突上表面由内向外，依次分布着肩胛横韧带、喙锁韧带（包括锥状韧带、斜方韧带）、喙肩韧带和喙肱韧带。胸小肌、肱二头肌短头、喙肱肌止于喙突尖部，后二者构成联合腱。

在喙突与肩胛冈之间的凹陷称为冈盂切迹，冈盂切迹之间通过肩胛横韧带相连。喙突基底部和肩胛颈之间的凹陷称为喙盂切迹（coracoglenoidal notch）（图2-1），目前尚不清楚喙盂切迹的临床意义[9]。

肩胛盂的稳定性依赖肩胛颈和喙锁韧带、喙肩韧带的完整性。喙突基底部骨折后，肩胛盂失去了喙锁韧带的悬吊稳定作用，如果同时合并肩峰骨折或锁骨远端骨折（Neer锁骨远端骨折Ⅱ、Ⅴ型），可导致肩胛盂处于不稳定状态[10]。

肩胛颈是肩胛盂和肩胛骨体部外侧缘之间的移行区域（图2-2）。肩胛颈骨折类似于关节周围骨折。以喙突基底部为分界点，肩胛颈骨折可分为外科颈和解剖颈骨

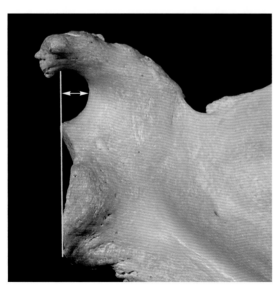

图2-1　测量喙盂切迹

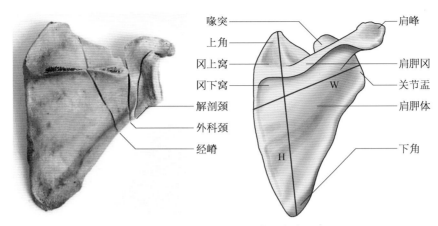

图 2-2 肩胛颈及肩胛体的解剖

折，其中外科颈骨折位于喙突基底部内侧（冈盂切迹），解剖颈骨折位于喙突基底部外侧（喙突肩胛盂切迹）[11, 12]。

共有 18 块肌肉附着在肩胛骨上，根据其功能可以分为：① 肩胛胸壁肌群：前锯肌、斜方肌、大小菱形肌、肩胛提肌和背阔肌等，其协同作用的功能是维系肩胛骨与胸壁和脊柱之间的联系，在肩胛带活动时控制肩胛骨在胸壁的活动。② 肩胛肱骨肌群包括冈上肌、冈下肌、小圆肌、肩胛下肌等肩袖结构，以及三角肌、肱二头肌长头和短头、喙肱肌、肱三头肌等。这些肌肉部分或全部起点位于肩胛骨，止点分别位于肱骨和尺桡骨近端等，协同盂肱关节和上肢活动。正常的肩胛骨活动平面与躯干冠状面成 35° 前倾，有利于肩袖作为盂肱关节的动力性稳定因素存在，在肩关节外展时对抗三角肌作用在盂肱关节上的剪力。生物力学实验发现，即便在非负重状态下，肩关节外展 90° 时三角肌作用在盂肱关节的剪力能达到体重的 90%。肩胛颈骨折畸形愈合后创伤性关节炎的发生可能与此有关[13]。

喙肩韧带和肩胛横韧带的起止点均位于肩胛骨。喙锁韧带、肩锁韧带、喙肱韧带、盂肱韧带等部分止点位于肩胛骨，其部分作用是通过悬吊机制维持肩胛带稳定。

肩胛上神经与同名的伴行动静脉在肩胛横韧带上方或下方经冈盂切迹进入冈上窝。肩胛上神经是感觉和运动混合的周围神经，起自臂丛神经的上干（C5～C6），经冈盂切迹或肩峰基底部发出分支，分别支配冈上肌和冈下肌。肩胛上神经在冈盂切迹处与肩胛骨关系密切，肩胛骨骨折累及冈盂切迹可发生骨折断端卡压肩胛上神经；手术时过度牵拉冈下肌和小圆肌（改良 Judet 入路）[14]以显露骨折断端可损伤肩胛上神经导致术后发生肩袖的失神经支配。肩胛上动脉在冈盂切迹处和旋肩胛动脉分支吻合，旋肩胛动脉在大小圆肌间隙处横行过肩胛骨外侧缘进入冈下窝。游离肩胛骨外侧缘骨折块应注意妥善处理旋肩胛动脉，如果发生手术时误伤，可予以结扎旋肩胛动脉以避免术后血肿形成[15]。

神经血管危险区（图 2-3）在冈盂切迹底部至肩胛盂下缘 3 cm 左右连线的内侧。

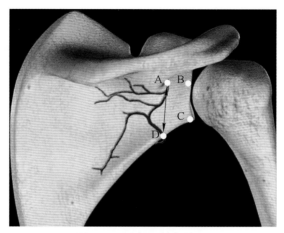

图 2-3　神经血管危险区

A. 冈盂切迹基底部；B. 肩胛盂后缘位于肩胛冈基底部平面；C. 肩胛盂下缘；D. 距肩胛盂下缘下方 3 cm
左右的肩胛骨外侧缘。神经血管危险区：AD 连线的内侧 [15]

　　神经血管危险三角（图 2-4）：旋肩胛动脉在冈盂切迹最下端至肩胛骨外侧缘 7 cm 距离范围内，冈盂切迹最下端向内侧 4 cm 是肩胛上神经范围，相应范围的连线为 8 cm，构成 4-7-8 危险三角 [16]。

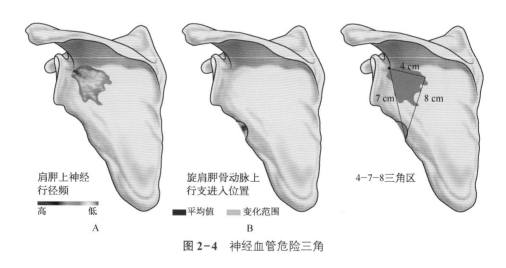

图 2-4　神经血管危险三角

二、骨折特点

　　肩胛骨骨折人群的构成以青壮年男性为主：男性患者受伤年龄（43.5 岁）较女性患者（52.4 岁）为轻 [4]。肩胛骨骨折以肩胛骨体部骨折最为常见，大于一半的肩胛骨骨折累及肩胛骨体部，肩胛盂骨折约占肩胛骨骨折的 1/3，喙突、肩峰和肩胛颈骨折发生率最低 [3]。

肩胛骨骨折等高线分布图显示最常见的肩胛骨骨折手术部位是肩胛骨体部、肩胛颈和肩胛骨骨性凸起部[17]。

整个肩胛骨骨折有以下特点：肩胛骨骨折发生率低、合并伤发病率高、初诊漏诊率高。

（一）发生率低

肩胛骨骨折发生率低的原因与下列因素有关：① 肩胛骨位于躯体后外侧，周围有厚实的肌肉包围，不易受外力冲击。② 肩胛骨通过肩胛胸壁联合与胸廓连接，借助喙锁韧带、肩锁韧带等与锁骨相连，此种连接方式的独特之处在于使肩胛骨悬吊在胸廓上，有极大的活动性，在受到外力冲击时，肩胛带悬吊机制可以起到缓冲作用，周围组织结构通常先受损伤，中断了外力的传导途径，间接对肩胛骨起了保护作用[18]。

（二）合并伤发病率高

肩胛骨骨折的创伤机制与高能量损伤有关，合并伤的发生率高。近 1/3 肩胛骨骨折患者存在程度不一的合并伤，有调查发现接受手术治疗患者的合并伤发生率高达 90%，平均合并伤为 3.9 处。合并伤主要表现为：肺挫伤、血气胸、肺栓塞、气胸、急性呼吸窘迫综合征、颅脑损伤等[4]，伴随的骨折为肋骨骨折、锁骨骨折、肱骨骨折、脊柱骨折等[19]（图 2-5）。部分肩胛骨骨折患者由于并发头部、胸部等多处严重损伤，创伤严重程度（ISS）平均分值可高达 20.1 分，病情危重。肩胛骨骨折患者死亡率为 10%～15%，致死原因与严重的头颅、胸部或多器官损伤有关。但是与类似的多发伤患者相比，肩胛骨骨折患者的死亡率较低，这可能与肩胛骨骨折部分缓解了外力对胸腹脏器的冲击有关[19]。

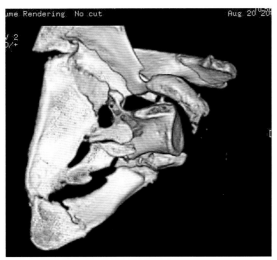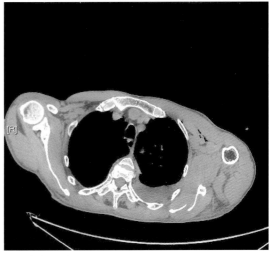

图 2-5 粉碎性肩胛骨体部骨折伴多发肋骨骨折和气胸

结合肩胛骨解剖具体部位和创伤机制的研究，有助于制订肩胛骨骨折治疗方案：肩胛盂前缘骨折的发生与肩关节前脱位有关，胸腹部合并伤发生率低，但易并发肱骨大结节撕脱骨折和肱骨头 Hill-Sachs 损伤。肩胛体部粉碎性骨折发生与高能量外力直接作用有关，常伴有严重的头颅和胸部损伤，在治疗上应遵循"损伤控制原则"：先处理危及生命的合并伤，再治疗肩胛骨骨折。肩峰和喙突骨折的发生与肩胛骨和锁骨之间的水平方向剪力有关，易合并锁骨骨折、肩锁关节脱位和臂丛神经损伤。据统计，肩胛骨骨折伴随臂丛神经损伤的发生率为 12.5%[20]。伴随的臂丛神经损伤是导致手术治疗疗效不佳的原因之一[21]。对临床高度怀疑神经损伤的患者可以进行肌电图检查。在治疗上应更侧重及时手术以重建上肩胛悬吊带复合体的功能。

（三）肩胛骨骨折初诊漏诊率高

肩胛骨骨折易漏诊，1/3 左右的肩胛骨骨折在初诊时发生漏诊（漏诊率为 12.5%～43%）[22, 23]。合并伤伤情严重导致漏诊率高的主要原因有：① 合并严重颅脑损伤处于昏迷状态患者。② 对危及患者生命合并伤的救治转移了医生的注意力，没有对肩胛骨骨折做出及时的诊断[24]。③ 影像学检查不规范：常规的胸片无法全部包容肩胛骨，患者难以配合进行肩胛骨腋位以及 Y 位摄片，邻近骨性结构的遮挡容易导致肩峰和喙突骨折漏诊[22]。

胸部 CT 诊断肩胛骨骨折的准确性高，考虑到严重胸部损伤和肩胛骨骨折的关系密切，对于多发伤患者行胸部 CT 检查时可以适当地扩大检查范围，可至整个患侧的肩胛骨。近年来肩胛骨骨折发生率上升的原因之一为 CT 等检查手段在急诊普及，减低了初诊漏诊率[25, 26]。

三、影像学检查

（一）肩胛骨创伤系列摄片和 CT 三维重建

肩胛骨骨折的诊断依赖影像学检查。肩胛骨创伤系列摄片包括：肩关节正位片和 Grashey 位、腋位片和 Y 位片等。规范的肩胛骨创伤系列片可以提供肩胛骨骨折的初步信息[27, 28]。

近年来，CT 三维重建技术被越来越多地应用于肩部骨折的诊断上。CT 三维重建肩胛骨骨折图像时，除了对肩胛骨进行冠状面和矢状面重建外，还需要整个肩胛骨三维重建，从多方向、多层次观察肩胛骨骨折，避免了骨重叠影对肩胛骨骨折诊断的干扰。在重建时移除肱骨头以更好地了解肩胛盂骨折全貌。规范的 CT 检查有助于临床医生对肩胛骨骨折累及部位、粉碎程度、移位方向等有全面的了解，从而制订合理的治疗方案[27, 28]。

（二）常用的影像学测量指标及临床意义

1. 影像学测量的目的

借助 CT 重建技术，准确定位相关测量点，在标准化的三维重建图像上测量骨折移位程度，观察治疗前后相关影像学参数的改变并与功能恢复程度相联系，可以为将来临床治疗方案的制订提供客观依据。

2. 常用的反映肩胛骨骨折移位程度的影像学指标

（1）盂极角：Bestard 提出盂极角（the glenopolar angle, GPA）的概念来描述肩胛盂和肩胛颈之间的关系[29]。盂极角测量：标记肩关节 Grashey 位上肩胛盂上下缘之间连线和肩胛盂上缘、肩胛骨下角顶点之间连线，测量二线之间夹角。盂极角的正常值为 30°～45°（图 2-6）。正常人群中盂极角个体差异较大，但是同一个体左右肩关节之间差异较小，因此建议测量对侧肩关节值以供参考[30]。

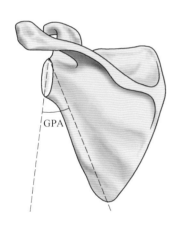
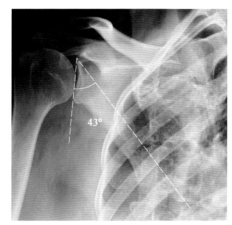

图 2-6　盂极角

影响测量 GPA 准确性的关键是相应解剖标记点的定位，拍片要求射线方向和肩胛骨平面垂直，表现为肩胛盂前后缘之间互相重叠。目前推荐的测量方法是肩关节 Grashey 位片或三维 CT[31]。

GPA 的临床意义：① 是否需要手术治疗的参考指标之一，肩胛骨骨折后 GPA < 20° 需要手术治疗[32]。② 作为评价治疗疗效的指标：伤时 GPA < 30°，保守治疗疗效欠佳，术后 GPA 恢复至接近正常（30°），患者肩关节功能改善较好[32, 33]。

（2）肩胛骨骨折内/外方向的移位（肩关节正位片）：远（下方）近端（上方）骨折块最外侧缘之间的垂直方向距离，又称为肩胛骨外侧缘的偏心距（lateral border offset）。内外方向移位 > 1～2 cm 是手术指征之一[34]。

既往认为肩胛骨骨折后的移位是肩胛盂相对于肩胛骨外侧缘发生了内移，所以手术复位时应外移肩胛盂以便恢复肩胛盂和肩胛骨外侧缘之间的对位关系。近年来研究发现，肩盂盂仍然位于原有的解剖位置上，受附着其上的肌肉牵拉，肩胛骨外侧缘发生了向外侧的移位，所以在手术复位时，应内移肩胛骨外侧缘来恢复和肩胛盂之间的关系。

（3）肩胛骨前后方向移位：在肩关节 Y 位片测量肩胛骨上、下方骨折块前后缘之间的距离，如果在肩胛骨三维重建上测量，应该在图像重建时去掉肱骨头。肩胛骨前后向移位大于 1 cm 是手术指征之一[35]。

（4）肩胛骨成角：影像学方法同前，在近端（上方）骨折块和远端（下方）骨折块轴线之间的角度就是肩胛骨成角角度。成角 > 40°～45° 是肩胛骨骨折手术指征之一（表 2-1）[35]。

表 2-1　肩胛骨骨折手术适应证的影像学判断

读 片 内 容	观 察 指 标
肩胛盂骨折	肩胛盂关节面有无分离或移位 骨折的面积占整个关节面的比例
肩胛颈骨折 　GPA 　肩胛骨骨折块之间内外侧移位 　肩胛盂和肩胛骨之间成角 　肩胛骨骨折块之间前后向移位 　是否合并同侧 SSSC 结构损伤 　肱骨头和肩胛盂之间有无脱位	解剖颈或外科颈骨折 　< 20° 　移位是否 > 1 cm 　成角 > 40° 　> 1 cm

3. 重视伴随的韧带结构损伤

迄今尚没有对目前这些常用影像学参数和功能恢复之间相关性的随机双盲的高等级临床研究，这些参数的临床意义尚存在争议。

目前肩胛骨骨折的诊断偏重于骨性结构损伤，对韧带性结构是否损伤缺乏直接可靠的影像学检查方法，只能依赖诸如喙锁间隙增宽等影像学间接征象来判断是否合并韧带损伤。喙锁韧带、喙肩韧带等对肩胛骨稳定性的作用还局限在理论研究阶段。

四、分　型

肩胛骨骨折的诊断和分型都是建立在影像学检查结果上的。但是既往常用的肩胛骨骨折分型大部分建立在 X 线片检查的结果上，分型的准确性依赖摄片质量，难以客观地反映肩胛骨骨折真实全貌；分型只是对肩胛骨骨折进行简单的形态学描述，主观随意性较大，肩胛骨骨折分型与临床实践脱离，无法根据分型结论来制订相应的治疗方案、比较不同的治疗方法之间的临床疗效。

（一）传统的肩胛骨骨折分型

最常用的分型方法是 Ada 和 Miller 分型[36]、Hardegger 分型[11]。Ada 和 Miller 把肩胛

骨骨折分为肩胛骨骨突起部分（肩峰、喙突）、颈部、肩盂部和体部骨折 4 型。Harddgger 分型与 Ada 和 Miller 分型相似，只是 Harddgger 分型为了便于明确手术指征，进一步把肩胛颈骨折组分为解剖颈骨折和外科颈骨折；关节盂骨折细分成肩关节盂缘和盂窝骨折。除了以上常用的 3 种分型，还有 Nordqvist 分型，其与上述分型相类似，不同点是把肩胛体、肩胛冈和肩胛颈骨折归类于肌肉覆盖部分 [37]。

（二）2018 肩胛骨骨折 OTA/AO 分型

矫形外科创伤学会 OTA 编码和分型委员会在 1996 年颁布了肩胛骨骨折 OTA/AO 分型 [38]，并在 2007 年进行了修订。考虑到肩胛颈骨折的解剖学定义模糊，2007 版分型中，把肩胛骨骨折分为体部、骨突起部和关节盂骨折 3 部分 [39]。OTA/AO 分型目的是适应骨折分型系统数字化和标准化的趋势。

（三）Jan Bartoníček 肩胛骨骨折分型（2019 Review: Classifications of Scapular Fractures）

最近，在其既往研究的基础上，Jan Bartoníček 提出了 Bartoníček 肩胛骨骨折分型。他把肩胛骨骨折分为：① 肩胛盂骨折。② 肩胛颈骨折。③ 肩胛骨体部骨折。④ 肩胛骨骨性凸起部骨折 4 型。

和 2018 版 AO/OTA 分型相比，其分型的特点是：① 把喙突基底部骨折累及肩胛盂归入了肩胛盂骨折。② 明确了肩胛骨解剖颈和外科颈定义。③ 把肩胛骨下角增列入了肩胛骨凸起部，并细化喙突、肩峰等部位骨折。④ 肩胛骨体部骨折引入了三柱理论。⑤ 尝试把部分上肩胛悬吊带多重损伤纳入肩胛骨骨折分型体系中 [13]。

1. **肩胛盂骨折** [40]（图 2-7）

（1）肩胛盂上缘：肩胛盂上缘骨折其实就是喙突基底部骨折累及肩胛盂关节面。

（2）肩胛盂前缘。

（3）肩胛盂后缘。

（4）肩胛盂下缘：肩胛盂下缘骨折常不同程度地延伸至肩胛骨外侧缘。

（5）全肩胛盂骨折：肩胛盂骨折累及整个肩胛盂关节面的粉碎性骨折。

2. **肩胛颈骨折** [12]

（1）解剖颈骨折：近端骨折线位于肩胛盂上缘和喙突基底部外侧（喙盂切迹），远端延伸至肩胛盂下方 3 cm 左右，其实质是孤立性肩胛盂基底部骨折，肩胛盂失去骨性和韧带性稳定机制，处于极度不稳定状态。

（2）外科颈骨折：骨折线始于冈盂切迹（喙突基底部内侧），向外下延伸至肩胛骨体部外侧缘，相当于肩胛盂下缘 3～5 cm。肩胛骨外科颈骨折根据喙锁韧带和喙肩韧带的完整性可以进一步分为 4 种类型。

1）稳定性肩胛骨外科颈骨折：喙锁韧带和喙肩韧带完整，肩胛骨外科颈骨折移位轻微。

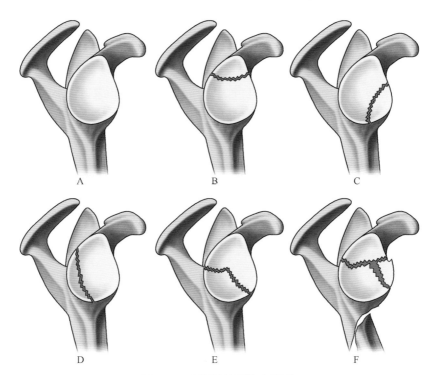

图 2-7　肩胛盂骨折基本类型
A. 正常肩胛盂；B. 肩胛盂上缘骨折；C. 肩胛盂前缘骨折；D. 肩胛盂后缘骨折；E. 肩胛盂下缘骨折；F. 全肩胛盂骨折

2）喙肩韧带损伤、喙锁韧带完整、喙锁间隙正常。

3）喙锁韧带和喙肩韧带断裂，肩胛盂骨折近端向内侧和远端移位，喙锁间隙增宽。

4）喙突基底部骨折，喙锁间隙正常或减小。

（3）连带肩胛冈肩胛颈骨折（transspinous fractures of the neck）：骨折线从肩胛盂下缘下方左右斜行向上至肩胛骨冈，把肩胛骨分成上下两部分。骨折近端包括肩胛盂、喙突和部分肩胛冈，由于肩胛盂通过喙突和肩峰上附着的韧带与锁骨相连，骨折稳定，保守治疗疗效较好。

3. 肩胛骨体部骨折[41]

把骨量致密肩胛骨体部侧缘类比为柱（pillar），肩胛骨体部骨折的特点是骨折线累及肩胛骨外侧缘和（或）内侧缘（图 2-8）。

4. 肩胛骨凸起部骨折

肩胛骨凸起部骨折包括：喙突骨折、肩峰骨折、肩胛冈骨折、肩胛骨上角和下角骨折。

（1）喙突骨折[42]：根据骨折线和喙锁韧带止点的关系及累及的范围，把喙突骨折分为 4 型。Ⅰ型：喙突尖部骨折；Ⅱ型：喙突体部骨折；Ⅲ型：喙突基底部骨折；Ⅳ型：粉碎性喙突骨折。

（2）肩峰骨折和外侧肩胛冈骨折：肩峰和肩胛冈就解剖定义而言，二者属于相同结构，他们的解剖分界线是肩峰角。

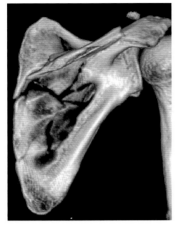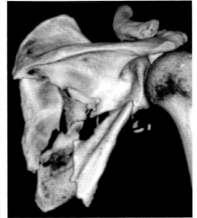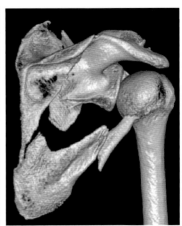

图 2-8　肩胛骨体部骨折累及体部不同区域

（3）肩胛骨上角：是肩胛冈的内侧延伸部分，或者称为肩胛骨内侧缘三角区（spinomedial triangle）。

（4）肩胛骨下角。

5. **复杂性肩胛骨骨折** [43]

（1）包括多个基本的肩胛骨骨折类型，如肩胛盂骨折伴肩胛骨骨性凸起部骨折。

（2）肩胛骨骨折伴同侧锁骨骨折或肩锁关节脱位。

目前大多数肩胛骨骨折分型均未对喙突和肩峰等骨折进一步细分，临床上更多的是针对相应的骨折采取针对性的分型。

（四）喙突骨折

喙突骨折占肩胛骨骨折的 2%～13%，孤立性喙突骨折较少见，普通肩关节平片难以显示喙突全貌，易漏诊并导致畸形愈合。肩关节创伤系统拍片（如 Y 位或腋位片）和肩胛骨 CT 检查有助于喙突骨折的诊断 [44]。喙突骨折好发于喙突基底部，喙锁韧带止于喙突基底部，喙突基底部骨折常伴有肩锁关节脱位或其他肩胛带损伤 [45]。喙突尖部骨折与肩关节前脱位时肱骨头和喙突之间互相撞击有关。喙突骨折分型具体如下。

1. Ogawa 分型

根据喙突骨折线和喙锁韧带止点之间的关系把喙突骨折分成 2 型。其中 Ogawa Ⅰ 型喙突骨折的骨折线位于喙锁韧带止点后方，类似于喙锁韧带喙突骨性止点撕脱性骨折，肩锁关节处于不稳定状态 [46]。

2. Eyres 分型

Eyres 分型是依据喙突骨折的部位、骨折波及的范围和是否合并肩锁关节脱位，把喙突骨折分成五型两大类。

五型具体如下。Ⅰ型：喙突尖骨折。Ⅱ型：喙突体部中段骨折。Ⅲ型：喙突基底部骨折。Ⅳ型：喙突基底部骨折波及肩胛骨。Ⅴ型：喙突骨折波及肩胛盂。

根据是否合并肩锁关节脱位，Eyres 进一步把喙突骨折分成下述两大类。A 类：合并肩锁关节脱位。B 类：不合并肩锁关节脱位[47]。

由于发生率低，如何治疗喙突骨折迄今缺乏共识。治疗方法的选择与肩锁关节的稳定性、合并伤伤情和骨折类型等因素相关。喙突骨折 Ogawa 分型和 Eyres 分型均有助于治疗方案的制订。

无移位的喙突骨折保守治疗疗效肯定。目前认为喙突骨折的手术指征有：移位的喙突骨折，喙突基底部骨折伴肩锁关节脱位，喙突基底部骨折延伸至肩胛盂上缘伴移位，喙突尖部骨折妨碍肩关节脱位的复位。喙突骨折的内固定方法根据累及的部位和骨折形态选择拉力螺钉、缝线及微型钢板[44]。

（五）肩峰骨折

肩峰骨折占肩胛骨骨折的 8%～16%。孤立性肩峰骨折较为少见，常合并同侧其他肩胛带损伤。其创伤机制与直接暴力或肩关节脱位时肱骨头和肩峰之间撞击、三角肌剧烈收缩有关。近年来，反置式人工肩关节置换术后，因为三角肌张力过大导致的肩峰疲劳性骨折屡见报道[5,6]。

常用的肩峰骨折分型有 Kuhn[48]、Ogawa[49] 和 Goss[50] 分型等。

1. Kuhn 肩峰骨折分型

Kuhn 肩峰骨折分型根据骨折线和肩锁关节、肩峰角之间关系及是否导致肩峰下间隙改变分为 3 型[48]。

（1）Kuhn Ⅰ型肩峰骨折：无移位或轻微移位。Ⅰa 型：肩峰尖的撕脱性骨折（avulsion fracture）。Ⅰb 型：肩峰尖部完全性骨折（肩峰角之前）。

（2）Kuhn Ⅱ型肩峰骨折：移位明显但是肩峰下间隙不狭窄。

（3）Kuhn Ⅲ型肩峰骨折：移位明显伴肩峰下间隙狭窄。畸形愈合易导致继发性肩袖损伤和盂肱关节活动受限。Ⅲa 型：肩峰向下移位，导致肩峰下间隙狭窄。Ⅲb 型：伴同侧移位肩胛颈骨折。

无移位或轻微移位的肩峰骨折可以保守治疗，但是在保守治疗期间应密切随访并适当推迟康复训练时间，以避免三角肌牵拉造成骨折的继发性移位。Goss 指出保守治疗肩峰骨折容易发生骨折畸形愈合或骨不连[51]。移位的肩峰骨折或肩峰骨折是上肩胛悬吊带多重损伤的一部分，是手术治疗指征。手术目的是恢复肩峰下间隙的宽度，坚强固定，维持复位至骨折愈合[52]。早期手术的疗效优于延期手术[53]。

2. Ogawa 肩峰骨折分型

（1）Ogawa Ⅰ型肩峰骨折：是指在肩锁关节面后缘之前的肩峰尖部骨折，该部分肩峰参与了肩锁关节、喙肩弓的组成，是三角肌前部的附着点。肩峰下间隙的宽度通常为 7～10 mm，如果肩峰尖部骨折向下移位，造成肩峰下间隙狭窄，应予以手术治疗，否则骨折的畸形愈合会造成肩峰撞击症和继发性的肩袖损伤等并发症。对于 Ogawa Ⅰ 型肩峰骨折，可以选择两枚空心拉力螺钉或者张力带克氏针方法由前向后固定复位后的肩峰尖端骨折。

（2）Ogawa Ⅱ 型肩峰骨折：是指肩锁关节面后缘与肩峰角之间的肩峰（包括通常意义上的肩峰颈部和肩峰体部）和部分极外侧肩胛冈，是斜方肌和三角肌的止点。如果骨折向下移位，改变了肩峰的倾斜角，会造成继发性的肩峰下间隙狭窄，有手术治疗指征。这部分肩峰俯瞰呈 T 形。可以选择 Synthes 3.5 mm 系统斜 T 形掌侧锁定钢板对复位后的肩峰体部和颈部骨折（Ogawa Ⅱ 型）进行固定。斜 T 形钢板设计外形与肩峰体部的解剖形态相适应，可以贴切固定肩峰 Ogawa Ⅱ 型骨折。与传统的肩峰骨折克氏针、钢丝张力带内固定等方法相比较，锁定钢板能更牢固地固定骨折块，避免了克氏针固定后可能产生的松动、移位等并发症。

（3）Ogawa Ⅲ 型肩峰骨折：是指在矢状面上从肩胛冈至冈盂切迹之间的肩胛冈部分，又称肩峰基底部。肩峰基底部参与了冈盂切迹的组成，是上肩胛悬吊带复合体喙突－肩胛盂上 1/3－肩峰肩胛骨三部分联结部的一部分。肩胛冈骨折畸形愈合会导致肩袖作用力臂短缩，产生肩关节外展无力等症状。可以选择 3.5 mm 重建锁定加压钢板固定复位后的 Ogawa Ⅲ 型肩峰骨折。根据肩胛冈骨折粉碎程度对简单骨折加压固定，对粉碎性骨折桥接固定，以便恢复肩胛冈的长度[54]。

五、治 疗

（一）历史

1579 年，Ambroise Paré 描述肩胛骨骨折常合并致命性合并伤："When the fracture involves the neck of the scapula, the prognosis is almost always fatal." 1723 年，Petit 把肩胛骨骨折分为肩胛骨体部、肩胛颈和骨性凸起部骨折，同时他根据骨折线形态把肩胛骨体部骨折分为：横行、斜行和直行骨折。1799 年，Vogt 手绘了肩胛骨骨折图，并且报道了肩胛骨骨折合并锁骨骨折的病例。1910 年，Struthers、Grune 等分析了肩胛骨骨折的影像学特点。

一直到 20 世纪 60 年代，肩胛骨骨折治疗方法都以保守治疗为主，传统的观点认为肩胛骨骨折即使畸形愈合，由于肩胛带的代偿作用机制，其对盂肱关节活动的影响有限。肩胛骨骨折的手术治疗只是零星见诸文献报道。1913 年，Albin Lambotte 报道了对肩胛骨骨折进行切开复位内固定。1932 年，Dupont 把肩胛骨外侧缘比喻为力学稳定的支柱，并介绍了针对肩胛骨外侧缘的手术入路和钢板内固定的方法[56]。1964 年，Judet 设计了肩胛骨骨折手术入路[57]。在法国医生研究的基础上，瑞士的 AO/ASIF 开始了系统和规范化的肩胛骨骨折内固定治疗的研究。

（二）保守治疗

肩胛骨血供丰富，肩胛骨骨折后愈合迅速，一般在3～4周就有大量的骨痂形成，在4～6周骨折愈合，很少会出现骨不连或延迟愈合等情况。如果肩胛骨骨折无移位或移位程度轻微，保守治疗疗效肯定。但是并非所有肩胛骨骨折严重移位的患者能够有机会接受早期手术治疗，肩胛骨骨折常合并严重危及生命的合并伤，需要等待合适的手术时机[58]。有些患者在生命体征平稳后，肩胛骨周围骨痂形成，失去最佳的手术时间，保守治疗可能是唯一的选择。

需要引起重视的是某些部位肩胛骨骨折在保守治疗过程中有发生进一步移位的可能。这些骨折包括肩胛颈骨折、肩峰或喙突骨折、上肩胛悬吊带多重损伤等。对接受保守治疗的患者，伤后2周内需要进行密切观察和随访，以便及时发现继发性移位，避免保守治疗失败导致骨折畸形愈合[59]。

对于采取保守治疗的肩胛骨骨折患者，应在伤后尽可能早地进行肩关节被动活动，以避免肩关节僵硬。患者可以在家人帮助下或使用健侧肢体帮助进行肩关节钟摆样运动，以后逐渐加大被动活动的范围，鼓励患者同时进行肘、腕关节的主动活动。伤后4周，在影像学检查确定骨折有初步愈合征象后，就可以开始肩关节非负重主动活动，8周左右可以开始进行全范围负重的功能锻炼。至今没有针对移位肩胛骨骨折手法复位方法的描述。

（三）手术治疗

1. 手术治疗原则

迄今尚无公认的肩胛骨骨折分型方法和治疗指南[60]。对肩胛骨骨折的手术指征充满争议，缺乏循证医学证据。治疗方案的制订应根据肩胛骨骨折的部位、移位程度等情况，以及患者的年龄、合并伤的严重程度和对患肩功能恢复的要求等因素综合考虑。但是应该遵守下列共同原则。

（1）先治疗严重的危及生命的合并伤，再治疗肩胛骨骨折以改善伤后肩关节功能。

（2）移位严重肩胛骨骨折需要接受手术治疗：① 盂肱关节是伤后功能恢复的关键，移位的肩胛盂骨折和移位的肩胛颈骨折以手术治疗为主，通过手术恢复肩胛盂和肩胛骨体部之间的对位关系与盂肱关节面平整。② 肩峰和喙突骨折应该解剖复位以利于附着其上的韧带和肌肉功能的发挥。③ 上肩胛悬吊带复合体多重结构损伤［骨性和（或）韧带性］，肩胛带处于不稳定状态。④ 移位肩胛骨体部骨折，手术的治疗目的是恢复肩胛骨的力学三角区的结构完整。

（3）在手术时机上，除非合并严重的血管神经损伤或开放性肩胛骨骨折，一般均在患者全身情况稳定和患者局部软组织条件改善后进行手术治疗。如何在尽早手术和手术安全性之间寻找平衡点较难掌握。延期手术患者（手术时间距伤时 10 天以上）局部骨痂形成，增加了手术显露和复位的难度，广泛的软组织剥离容易导致术时发生血管神经并发症和术后肩关节粘连，导致功能受限。如果临床治疗经验不足，可以在手术等待期间，转至创伤中心由专业的医生进行手术治疗。

2. **手术适应证**

综合文献的结论，目前较为公认的肩胛骨骨折手术指征如下[61, 62]。

（1）肩胛盂骨折累及 20%～30% 关节盂面积，关节面之间移位大于 4 mm，肩胛盂前缘骨折累及至少 1/4 关节面，肩胛盂后缘骨折累及至少 1/3 关节面，肩胛盂骨折线延及肩胛骨内侧缘或者伴随同侧锁骨骨折和（或）肩锁关节脱位。

（2）肩关节正位片：① 肩胛骨外侧缘远端和近端骨折块之间移位（lateral border offset）> 10～20 mm。② 肩胛骨盂极角（GPA）< 20° 或 > 60°。③ 肩胛骨外侧缘远近端骨折块之间移位 > 15 mm 伴成角畸形大于 30°。

（3）肩关节 Y 位片：骨折远近端之间成角 > 45°。

（4）肩胛骨 Y 位上远近端之间完全分离，断端之间无骨性接触。

（5）肩胛骨体部粉碎性骨折：移位的骨折块影响盂肱关节的活动或骨折块突向胸腔有继发性气胸或者血气胸可能。

（6）肩胛骨骨性凸起部（肩峰喙突和肩胛冈）移位骨折需要解剖复位。① 肩峰骨折：明显移位 > 10 mm 或侵及肩峰下间隙，导致肩峰下间隙狭窄。② 肩胛冈骨折：骨折移位明显或术前肌电图检查提示存在肩胛上神经损伤，需要手术探查。③ 喙突基底部骨折伴肩锁关节脱位或肩胛盂上 1/3 骨折。

（7）上肩胛带悬吊复合体双重或多重损伤：肩胛带处于不稳定状态，或单处或多处骨性结构骨折存在明显移位。① 锁骨骨折和肩胛骨骨折移位均 > 10 mm。② 肩锁关节脱位伴移位肩胛骨骨折。

（8）症状性肩胛骨骨折骨不连或畸形愈合。

3. **手术入路**

肩胛骨骨折的手术入路选择与骨折部位、移位程度和从受伤至接受手术间隔的时间长短等有关[63]。

（1）前方入路：主要应用于肩胛盂前缘骨折、喙突基底部骨折、喙突基底部骨折累及肩胛盂上缘、喙突基底部骨折伴锁骨骨折或肩锁关节脱位。

1）前方三角胸大肌入路：主要针对肩胛盂前缘骨折，手术时需要切开肩胛下肌以显露肩胛盂。若前缘关节盂骨折完整，可以使用 1～2 根空心拉力螺钉固定骨折块。若前缘骨折块呈粉碎性，可取自体髂骨块修整后，填补至骨缺损，以纠正骨性结构的缺损，恢复整个关节盂的完整性。

2）改良的前方三角－胸大肌切口：适用于肩胛盂上 1/3 骨折累及喙突基底骨折伴肩锁关节脱位病例。选择三角－胸大肌切口，钝性分离肩胛下肌中上 1/3 肌纤维，打开肩关节囊，直视下复位并固定肩胛盂骨折[64]。

近年来，在关节镜下治疗肩胛盂前缘骨折的报道逐渐增多，关节镜手术的优点在于：① 减少了软组织损伤，特别是肩胛下肌的损伤。② 同时治疗伴随的肩袖盂唇等关节内损伤[44]。

（2）后方入路：肩胛骨后方入路包括：① Judet 入路[57]；② 改良 Judet 入路[14]；③ 微创直行切口[65]。如同三角－胸大肌切口是肱骨近端骨折的标准入路，后方 Judet 入路是经典的肩胛骨骨折手术入路（workhorse），能广泛显露肩胛骨所有的后侧结构，包括肩胛骨体部、肩胛骨内外侧缘、肩胛颈及整个关节盂。目前主要用于肩胛盂骨折、粉碎性骨折、骨折断端周围骨痂包绕复位困难或畸形愈合的陈旧性骨折。但是手术时需要剥离附着在肩胛冈上的三角肌后份，以及离断冈下肌、小圆肌。术后易发生肩关节外旋外展无力。2004 年，Obremskey 和 Lyman 等对经典的 Judet 切口进行了改进，以解决骨折断端的显露和医源性肌腱损伤之间的矛盾。

以上两种入路的手术体位和手术切口相似，其区别在于对三角肌和冈下肌的处理方法与手术野显露的范围[66]。

取健侧侧卧位，注意垫好身体下方骨性突起部，以避免长时间受压导致局部压疮。上半身松散固定在轻度前倾位，上肢要有一定的活动范围，以利于术中外展肩关节。消毒范围为整个上肢、前胸壁和肩胛骨。标记相关的骨性标志（肩峰、肩胛骨内外侧缘）。手术切口起自肩峰后外侧角，沿肩胛冈向内至肩胛骨内侧角转向肩胛骨内侧缘并向下，类似"倒 7 字形（boomerang）"，手术时通过外展肩关节来松弛三角肌，以便更好地显露其下方的肩袖间隙，在不影响骨折显露的前提下尽可能多地保留三角肌。

改良的 Judet 切口从冈下肌和小圆肌之间或大、小圆肌之间的肌间隙进入。仅能显露肩胛颈和肩胛盂的后下方。改良的 Judet 切口适合受伤在 10 天左右，骨折周围无明显骨痂形成，骨折类型较为简单，范围局限在肩胛骨外侧缘及肩胛盂下缘的肩胛骨骨折。手术难点是准确定位相应的肌间隙。

有以下经验可供参考：① 冈下肌和小圆肌之间的肌间隙位于肩胛盂平面；术中触摸肱骨头有助于肩袖间隙的判断。② 冈下肌和小圆肌被坚硬的筋膜覆盖，大圆肌和小圆肌肌筋膜较为松散。旋肩胛动脉位于大小圆肌之间肌间隙，横行位于肩胛骨外侧缘表面。③ 观察肌纤维排列分布方式和走行：冈下肌为三角形扁肌，其肌纤维呈多羽状。在越过肩关节之前移行为扁腱，止于肱骨大结节中部；小圆肌位于冈下肌的下方，系长圆锥形肌，其肌纤维相互平行，斜向外上，止于肱骨大结节下部[66]。

如果肩胛骨骨折断端周围有骨痂形成，术时应先清理骨痂至骨折断端边缘清楚显现，可以在断端两侧借助微型撑开器以对抗因为骨折周围软组织粘连和肌肉挛缩导致的复位困难。骨折断端被清理的骨痂富含骨生长因子，可以在手术结束、伤口关闭前置于骨折断端周围，作用类似于自体植骨[67]。

（3）后上方入路：适用于肩峰和肩胛冈骨折。利用 Judet 切口的水平部分，沿肩峰角和肩胛冈向内侧走行，切口长度根据骨折类型决定[2]。

（4）上方入路（颈斜方肌入路）：在锁骨和肩胛冈之间进入，钝性分离斜方肌和冈上肌肌纤维后，可以显露关节盂上缘及喙突基底部骨折。有时为了更好地显露和减少肩胛上神经损伤，可以游离并切断冈上肌或切除部分锁骨远端。该切口适用于喙突基底部骨折累及肩胛盂上方，可以作为后方和前方肩胛骨手术入路的附加切口。适当延长上方入路，可以处理合并的锁骨骨折和肩锁关节脱位[68]。

（5）外侧切口：适合手术时间在伤后 10 天左右、骨折周围无明显骨痂形成的肩胛骨体部外侧缘和肩胛盂下方骨折。手术体位同 Judet 切口，标记肩胛盂下缘沿肩胛骨外侧缘至肩胛骨下角的连线，以骨折断端为中心点，沿肩胛骨外侧缘切开皮肤 5～6 cm。肩关节外展以松弛三角肌，从大小圆肌之间或冈下肌和小圆肌之间的肌肉间隙进入，显露肩胛骨外侧缘和肩胛盂下缘[69]。

（四）手术内固定方法及术后康复

1. **内固定部位**

肩胛骨绝大部分骨质菲薄，仅周缘因适应肌肉组织附着和牵拉而增厚，是内固定的理想部位。这些部位包括：肩胛冈、肩胛颈、肩胛骨体部外侧缘及喙突[43]。

2. **根据骨折部位选择内固定方法**

目前没有特殊的肩胛骨骨折专用钢板，可以结合手术时的需要选择合适的内固定器材。内固定钢板应既有一定柔软性利于术中塑形以贴合不规则的肩胛骨表面，又要有一定的强度能对抗附着肌肉的牵拉，牢固固定骨折断端至骨折愈合。通常选择 2.7 mm 或 3.5 mm 锁定重建钢板等对肩胛骨骨折进行固定，拉力螺钉被广泛应用于关节盂骨折和骨性突起部骨折的治疗。

3. **术后处理**

常规术后安放引流管，引流管一般放置 48 小时左右，当 24 小时引流量小于 50 ml，可以考虑拔除引流管。

4. **术后康复**

肩关节悬吊固定以缓解术后疼痛。术后康复训练过程应考虑手术方法和合并伤的情况：① 前方三角胸大肌入路时切断肩胛下肌，术后 1 个月内应避免超过 30° 肩关节外旋运动。② Judet 切口如果手术中游离了冈下肌和小圆肌，术后 6 周内肩关节内收活动不能超过中线，并且避免超过 90° 的肩关节外展运动。③ 如果经肌间隙入路，术中没有切断肩袖肌腱，术后疼痛缓解后就可以开始非负重的主动和被动康复锻炼。抗阻力活动一般在术后 4～6 周开始，3 个月后开始逐步恢复正常的肩关节活动。

六、并 发 症

（一）保守治疗并发症 [70]

1. 畸形愈合

保守治疗移位的肩胛骨骨折常见的并发症是肩胛骨畸形愈合。肩胛盂骨折畸形愈合，关节面正常的对合关系消失，易导致盂肱关节炎。肩胛颈畸形愈合导致肩胛盂和肩胛颈之间的解剖关系改变，导致肩袖的作用力线改变，肩袖功能性失效。部分患者肩关节功能恢复较差，往往会残留外观畸形、程度不一的肩关节疼痛、无力和活动受限等，患者很难恢复到伤前的活动水平，不能长时间从事重体力工作，尤其是需要上举肩关节的工作。肩峰畸形愈合易导致肩峰撞击症。肩胛骨成角畸形除了限制肩胛骨在胸壁上的滑动外，骨性凸起可能导致外观畸形和疼痛 [71, 72]。Ada 和 Miller 短期随访（15 个月）发现肩胛骨骨折畸形愈合患者如果肩胛骨断端之间移位 > 9 mm，前后成角 > 40° 易发生疼痛、无力和活动受限等。Nordqvist 等对经保守治疗后畸形愈合的肩胛骨骨折患者伤后 14 年随访发现，有接近 50% 患者无法恢复伤前正常的工作和生活 [37]。Cole 通过手术治疗矫正肩胛骨畸形后，患者的肩关节活动范围和肌力及 DASH 评分均较术前有明显改善 [73]。

2. 骨不连

肩胛骨体部骨折后很少发生骨不连，肩峰和肩胛冈是骨不连的好发部位 [74]，其处理的方法是：骨折块较大时，行切开复位植骨术，或直接切除导致症状发生的小骨折块。

3. 肩胛上神经损伤

肩胛骨骨折累及冈盂切迹容易发生肩胛上神经卡压在骨折断端，导致肩胛上神经损伤，表现为其支配的冈下肌与小圆肌萎缩和外旋无力 [75, 76]。

（二）手术并发症的成因及其对策

手术并发症发生率与合并伤严重程度、骨折复杂性和手术医生的经验等有关。根据发生的时间可以分为：① 术中并发症；② 手术后早期并发症；③ 手术后期并发症 [77]。

1. 术中并发症

（1）出血：在前方三角-胸大肌入路切断肩胛下肌时，注意勿损伤紧贴肩胛下肌下缘的旋肱前动脉。在后方入路时，应注意旋肱后动脉和旋肩胛血管，前者与腋神经伴行，一旦损伤，出血难以控制；旋肩胛动脉在肩胛盂下缘下方 4 cm 左右横行过肩胛骨，误伤可导致术中出血，可予以结扎以控制出血和避免术后血肿形成。由于肩胛骨前方的肩胛下肌可以给肩胛骨提供丰富的血供，旋肩胛动脉的结扎并不影响肩胛骨骨折的愈合，通常肩胛骨骨折术后引流量较少，若发生伤口突然剧烈肿胀或者引流量超过 250 ml/h，提示有大血管损伤。如果经压迫止血不能奏效，此时应及时再次手术控制出血。

（2）神经损伤：据统计，医源性神经损伤的发生率仅为 2.7% 左右[77]。腋神经起于臂丛后侧，经肩胛下肌的前面斜向外下，并继续绕肩胛下肌外侧部下缘向后入四边孔。在手术切断肩胛下肌止点时，肩关节应充分外旋，并注意其下有无腋神经（从内上至外下）通过。腋神经在小圆肌的下缘穿出四边孔，并发出支配小圆肌的肌支，沿小圆肌下缘分离或术中过度牵拉小圆肌很容易造成腋神经损伤。腋神经是支配三角肌的唯一神经，一旦损伤，后果严重。

肩胛上神经是臂丛上干的分支，向外侧经肩胛切迹入冈上窝，支配冈上肌和冈下肌。肩胛骨体部骨折波及冈盂切迹，骨折断端的直接压迫、骨折血肿或骨痂继发性压迫等均容易造成肩胛上神经损伤；在肩关节后侧入路手术时，不可过度向内侧牵拉冈下肌，以避免神经被挤压于坚硬的肩胛冈基底部而受损。肩胛上神经冈上肌支由冈上肌的中、内 1/3 交界处进入该肌深面，在后上方入路时应注意切勿向内侧过度分离冈上肌，以免损伤位于其深面的神经分支[76]。

（3）复位欠佳。

（4）其他：内固定螺钉有时会误入盂肱关节腔，术中多方向透视可以避免这一情况发生。

2. **术后早期并发症**

（1）伤口周围血肿形成。

（2）感染：据文献报道，肩胛骨骨折手术后的感染率可以高达 4.2%[77]。但是 Bartoníček 报道其感染发生率为 2/132[78]。降低感染率的关键是重视局部软组织情况，对切口周围软组织损伤严重的患者必须延期手术。多数的伤口表浅感染经抗生素和局部换药可以治愈，深层感染需要结合进一步清创处理。根据创面培养和药敏试验进行抗生素治疗。肩胛骨周围血供丰富，组织抵抗感染和修复能力较强，在经局部清创和抗生素治疗后，内固定钢板可以根据情况酌情保留。

（3）血肿形成。

3. **术后晚期并发症**

（1）关节粘连：术后肩关节活动受限经康复锻炼无效，可以尝试麻醉下手法松解或关节镜下粘连松解。

（2）内固定器材位于皮肤浅层，如肩峰、锁骨、肩胛冈等部位的钢板容易刺激局部软组织，需要再次手术取出内固定钢板。

（3）畸形愈合。

（4）内植物松动断裂。

（5）骨折不愈合或延迟愈合。

（6）异位骨化。

术后异位骨化有时会影响肩关节活动或造成神经压迫产生症状，通常在术后 6～9 个月，异位骨化成熟后予以手术切除[2]。

七、术后评价疗效体系

肩胛骨骨折术后疗效评定缺乏统一的评分标准。2007 年，Lantry 对"手术治疗肩胛骨骨折"这一专题进行了荟萃分析，结果发现 12 组 163 例接受手术治疗的病例使用了多达 7 种评分标准来对术后功能进行评定[77]。这些评分标准包括常用的肩关节功能评分系统，如 Neer 评分、Rowe 评分、Constant 评分。

也包括自行设计的评分系统，如：① 用于评定"浮肩"治疗疗效的 Herscovici 方法[79]。② 用于评定手术治疗肩胛盂骨折疗效的 Mayo 方法[80]。③ 用于评定肩胛骨骨折治疗效果的 Hardegger 方法[11]。

综合分析比较这些方法，发现所有的评分方法都包括：① 疼痛缓解程度。② 肩关节活动范围的恢复程度。③ 肌力改善情况等指标。

评分结果划分为：优、良、一般、差四个等级。

但是不同的评分标准所包含的评分项目不一致，即使在评定疼痛、关节活动范围和肌力改善这些相同内容时，在不同的评分系统中权重不同，分值也不一致。所以即使最终手术治疗疗效评定结论相似，相同结果之间缺乏可比性。根据治疗需要自行设计的评分标准由于缺乏临床研究的支持，其可靠性和合理性尚待进一步证实。这点需提请广大读者注意。

这些评分标准评判肩胛骨骨折后活动范围恢复都以盂肱关节活动为标准，但以盂肱关节活动范围来代表肩胛骨骨折治疗的疗效并不全面。近年来对肩胛骨骨折的随访有采取以患者主观感受为主的评分标准，如 DASH SST SF-36（patient-oriented outcome measurement），其有效性尚待证实。

八、总　结

肩胛骨骨折发生率低，但是合并伤发生率高，尤其是粉碎性肩胛骨骨折常伴有胸部多发性肋骨骨折、血气胸、肺挫伤。粉碎性肩胛骨骨折可以作为胸部严重损伤存在的骨性标志。由于肩部解剖结构复杂，CT 检查，尤其是三维重建技术对肩胛骨骨折的诊断具有决定性意义。在治疗上，绝大部分的肩胛骨骨折属于肩胛骨体部骨折，移位不明显，保守治疗效果确切。而一旦骨折涉及关节盂、影响上肩胛悬吊带稳定性，或肩胛颈移位明显，造成盂肱关节对线不良，应予以手术治疗。手术治疗的目的在于恢复盂肱关节面平整及重建上肩胛悬吊带结构的完整性，从而为肩部韧带、肌肉等结构功能的发挥提供坚实的骨性基础。治疗方案的制订需综合各方面因素，尤其是合并伤救治情况的结果。在手术时机掌握上应该严格遵循损伤控制原理，先处理危及生命的合并伤，待全身情况稳定后再处理肩胛骨骨折。伤后肩关节功能的恢复还依赖循序渐进的康复训练。

九、争 议 点

目前肩胛骨骨折分型方法都局限于肩胛骨骨折本身，并不能指导复杂的肩胛带骨折的治疗，也没有考虑到合并伤的伤情对治疗疗效的影响。另外，分型更侧重于骨折形态的描述，是否能涵盖所有的肩胛骨骨折、分型实际应用过程中的可重复性等尚待进一步临床验证[55]。最后，肩胛骨手术适应证的选择上，特别是关节外骨折方面，还存在相当多的争议，即使移位明显的关节外骨折也有恢复良好的报道，对于活动要求较高的患者复位内固定可能会取得更好的结果。

（韩志华，吴晓明，王　蕾）

参 考 文 献

[1] Wilson P D. Experience in the management of fractures and dislocations (based on an analysis of 4390 cases) by staff of the Fracture Service MGH[M]. Philadelphia: JB Lippincott, 1938.

[2] Heckman J D, McKee M, McQueen M M, et al. Rockwood and Green's fractures in adults[M]. Philadelphia: Lippincott Williams & Wilkins, 2014.

[3] Tatro J M, Schroder L K, Molitor B A, et al. Injury mechanism, epidemiology, and Hospital trends of scapula fractures: a 10-year retrospective study of the National Trauma Data Bank[J]. Injury, 2019, 50(2): 376−381.

[4] Tuček M, Chochola A, Klika D, et al. Epidemiology of scapular fractures[J]. Acta Orthop Belg Belgium, 2017, 83(1): 8−15.

[5] Scarlat M M. Complications with reverse total shoulder arthroplasty and recent evolutions[J]. Int Orthop, 2013, 37(5): 843−851.

[6] Westermann R W, Pugely A J, Martin C T, et al. Reverse shoulder arthroplasty in the United States: a comparison of national volume, patient demographics, complications, and surgical indications[J]. Iowa Orthop J, 2015, 35: 1−7.

[7] Hurst S A, Gregory T M, Reilly P. Os acromiale: a review of its incidence, pathophysiology, and clinical management[J]. EFORT Open Rev, 2019, 4(8): 525−532.

[8] Schroeder H P von, Kuiper S D, Botte M J. Osseous anatomy of the scapula[J]. Clin Orthop Relat Res, 2001, 383: 131−139.

[9] Strnad T, Bartoníček J, Naňka O, et al. The coracoglenoid notch: anatomy and clinical significance[J]. Surg Radiol Anat Germany, 2021, 43(1): 11−17.

[10] Egol K A, Connor P M, Karunakar M A, et al. The floating shoulder: clinical and functional results[J]. J Bone Joint Surg Am, 2001, 83(8): 1188−1194.

[11] Hardegger F H, Simpson L A, Weber B G. The operative treatment of scapular fractures[J]. J Bone Joint Surg Br, 1984, 66(5): 725−731.

[12] Bartoníček J, Tuček M, Frič V, et al. Fractures of the scapular neck: diagnosis, classifications and treatment[J]. Int Orthop, 2014, 38(10): 2163-2173.

[13] Bartoníček J, Tuček M, Naňka O. Scapular fractures[J]. Shoulder Surg, 2019: 55-73.

[14] Obremskey W T, Lyman J R. A modified judet approach to the scapula[J]. J Orthop Trauma, 2004, 18(10): 696-699.

[15] Ebraheim N A, Ramineni S K, Alla S R, et al. Anatomical basis of the vascular risk related to the circumflex scapular artery during posterior approach to the scapula[J]. Surg Radiol Anat, 2010, 32(1): 51-54.

[16] Wijdicks C A, Armitage B M, Anavian J, et al. Vulnerable neurovasculature with a posterior approach to the scapula[J]. Clin Orthop Relat Res, 2009, 467(8): 2011-2017.

[17] Armitage B M, Wijdicks C A, Tarkin I S, et al. Mapping of scapular fractures with three-dimensional computed tomography[J]. J Bone Joint Surg Am, 2009, 91(9): 2222-2228.

[18] Coimbra R, Conroy C, Tominaga G T, et al. Causes of scapula fractures differ from other shoulder injuries in occupants seriously injured during motor vehicle crashes[J]. Injury, 2010, 41(2): 151-155.

[19] Veysi V T, Mittal R, Agarwal S, et al. Multiple trauma and scapula fractures: so what?[J]. J Trauma, 2003, 55(6): 1145-1147.

[20] Thompson D A, Flynn T C, Miller P W, et al. The significance of scapular fractures[J]. J Trauma, 1985, 25(10): 974-977.

[21] Anavian J, Gauger E M, Schroder L K, et al. Surgical and functional outcomes after operative management of complex and displaced intra-articular glenoid fractures[J]. J Bone Joint Surg Am, 2012, 94(7): 645-653.

[22] Harris R D, Harris J H J. The prevalence and significance of missed scapular fractures in blunt chest trauma[J]. AJR Am J Roentgenol, 1988, 151(4): 747-750.

[23] Emet M, Saritas A, Acemoglu H, et al. Predictors of missed injuries in hospitalized trauma patients in the emergency department[J]. Eur J Trauma Emerg Surg Off Publ Eur Trauma Soc, 2010, 36(6): 559-566.

[24] Uzkeser M, Emet M, Kılıç M, et al. What are the predictors of scapula fractures in high-impact blunt trauma patients and why do we miss them in the emergency department?[J]. Eur J trauma Emerg Surg Off Publ Eur Trauma Soc, 2012, 38(2): 157-162.

[25] McAdams T R, Blevins F T, Martin T P, et al. The role of plain films and computed tomography in the evaluation of scapular neck fractures[J]. J Orthop Trauma, 2002, 16(1): 7-11.

[26] Chochola A, Tuček M, Bartoníček J, et al. CT diagnostics of scapular fractures[J]. Rozhl Chir, 2013, 92(7): 385-388.

[27] Mazaheri P, Fayad L M, Fishman E K, et al. Advanced imaging of the scapula: what every radiologist needs to know[J]. J Comput Assist Tomogr, 2016, 40(4): 567-575.

[28] Sandstrom C K, Kennedy S A, Gross J A. Acute shoulder trauma: what the surgeon wants to know[J]. Radiogr a Rev Publ Radiol Soc North Am Inc, 2015, 35(2): 475-492.

[29] Bestard E A, Schvene H R, Bestard E H. Glenoplasty in the management of recurrent shoulder dislocation[J]. Contemp Orthop, 1986, 12(47): 419-422.

[30] Tuček M, Naňka O, Malík J, et al. The scapular glenopolar angle: standard values and side differences[J]. Skeletal Radiol, 2014, 43(11): 1583-1587.

[31] Suter T, Henninger H B, Zhang Y, et al. Comparison of measurements of the glenopolar angle in 3D CT reconstructions of the scapula and 2D plain radiographic views[J]. Bone Joint J, 2016, 98-B(11): 1510-1516.

[32] Morey V M, Chua K H Z, Ng Z D, et al. Management of the floating shoulder: Does the glenopolar angle influence outcomes? A systematic review[J]. Orthop Traumatol Surg Res, 2018, 104(1): 53-58.

[33] Kejriwal R, Ahuja T, Hong T. Is radiograph glenopolar angle accurate for extraarticular scapular neck fractures?[J]. Injury, 2016, 47(12): 2772-2776.

[34] Cole P A, Gauger E M, Herrera D A, et al. Radiographic follow-up of 84 operatively treated scapula neck and body fractures[J]. Injury, 2012, 43(3): 327-333.

[35] Owens B D, Goss T P. The floating shoulder[J]. J Bone Joint Surg Br, 2006, 88(11): 1419−1424.

[36] Ada J R, Miller M E. Scapular fractures. Analysis of 113 cases[J]. Clin Orthop Relat Res, 1991, 269: 174−180.

[37] Nordqvist A, Petersson C. Fracture of the body, neck, or spine of the scapula. A long-term follow-up study[J]. Clin Orthop Relat Res, 1992, 283: 139−144.

[38] Orthopaedic Trauma Association Committee for Coding and Classification. Fracture and dislocation compendium[J]. J Orthop Trauma, 1996, 10 Suppl 1: v−ix, 1−154.

[39] Marsh J L, Slongo T F, Agel J, et al. Fracture and dislocation classification compendium −2007: Orthopaedic Trauma Association classification, database and outcomes committee[J]. J Orthop Trauma, 2007, 21(10 Suppl): S1−133.

[40] Bartoníček J, Tuček M, Klika D, et al. Pathoanatomy and computed tomography classification of glenoid fossa fractures based on ninety patients[J]. Int Orthop, 2016; 40(11): 2383−2392.

[41] Bartonicek J, Klika D, Tucek M. Classification of scapular body fractures[J]. Rozhl Chir, 2018, 97(2): 67−76.

[42] Bartoníček J, Tuček M, Strnad T, et al. Fractures of the coracoid process - pathoanatomy and classification: based on thirty nine cases with three dimensional computerised tomography reconstructions[J]. Int Orthop, 2021, 45(4): 1009−1015.

[43] Bartoníček J, Frič V. Scapular body fractures: results of operative treatment[J]. Int Orthop, 2011, 35(5): 747−753.

[44] Li C H, Skalski M R, Matcuk G R J, et al. Coracoid process fractures: anatomy, injury patterns, multimodality imaging, and approach to management[J]. Emerg Radiol, 2019, 26(4): 449−458.

[45] Hill B W, Jacobson A R, Anavian J, et al. Surgical management of coracoid fractures: technical tricks and clinical experience[J]. J Orthop Trauma, 2014, 28(5): e114−122.

[46] Ogawa K, Yoshida A, Takahashi M, et al. Fractures of the coracoid process[J]. J Bone Joint Surg Br, 1997, 79(1): 17−19.

[47] Eyres K S, Brooks A, Stanley D. Fractures of the coracoid process[J]. J Bone Joint Surg Br, 1995, 77(3): 425−428.

[48] Kuhn J E, Blasier R B, Carpenter J E. Fractures of the acromion process: a proposed classification system[J]. J Orthop Trauma, 1994, 8(1): 6−13.

[49] Ogawa K, Naniwa T. Fractures of the acromion and the lateral scapular spine[J]. J shoulder Elb Surg, 1997, 6(6): 544−548.

[50] Goss T P. The scapula: coracoid, acromial, and avulsion fractures[J]. Am J Orthop (Belle Mead NJ), 1996, 25(2): 106−115.

[51] Brandsema B, Neuhaus V, Gradl G, et al. Extra-articular scapular fractures: comparison of theoretical and actual treatment[J]. Shoulder Elb, 2016, 8(1): 3−8.

[52] Hill B W, Anavian J, Jacobson A R, et al. Surgical management of isolated acromion fractures: technical tricks and clinical experience[J]. J Orthop Trauma, 2014, 28(5): e107−113.

[53] Kim D, Yoon Y, Kang D. Comparison of early fixation and delayed reconstruction after displacement in previously nondisplaced acromion fractures[J]. Orthopedics, 2010, 33(6): 392.

[54] 高堪达，王秋根，吴晓明，等 . 肩峰骨折的分型方法及治疗［J］. 中华创伤骨科杂志，2010，12（10）：901−905.

[55] Audigé L, Bhandari M, Hanson B, et al. A concept for the validation of fracture classifications[J]. J Orthop Trauma, 2005, 19(6): 401−406.

[56] Bartoníček J, Naňka O. History of diagnostics and treatment of scapular fractures in children and adolescents and its clinical importance[J]. Arch Orthop Trauma Surg, 2021.

[57] Judet R. Surgical treatment of scapular fractures[J]. Acta Orthop Belg, 1964, 30: 673−678.

[58] 吴振凯，吴晓明，黄建华，等 . 肩胛骨骨折与其合并伤关系的探讨［J］. 中华骨科杂志，2009，05：413−417.

[59] Anavian J, Khanna G, Plocher E K, et al. Progressive displacement of scapula fractures[J]. J Trauma, 2010, 69(1): 156−161.

[60] Pires R E, Giordano V, Souza F S M de, et al. Current challenges and controversies in the management of scapular fractures: a review[J]. Patient Saf Surg, 2021, 15(1): 6.

[61] Tatro J M, Gilbertson J A, Schroder L K, et al. Five to ten-year outcomes of operatively treated scapular fractures[J]. J Bone Joint Surg Am, 2018, 100(10): 871−878.

[62] Vidović D, Benčić I, Ćuti T, et al. Surgical treatment of scapular fractures: Results and complications[J]. Injury, 2021, 52 (suppl 5): S38−S43.

[63] Giordano V, Amaral NP do, Soares M, et al. Scapula fractures: outcomes after surgical treatment in 15 patients[J]. Rev Bras Orthop, 2011, 46: 28−33.

[64] 李豪青，吴晓明，高伟，等 . 喙突骨折的诊断与治疗的初步探讨［J］. 中华创伤骨科杂志，2009，（8）：705−709.

[65] Gauger E M, Cole P A. Surgical technique: a minimally invasive approach to scapula neck and body fractures[J]. Clin Orthop Relat Res, 2011, 469(12): 3390−3399.

[66] Salassa T E, Hill B W, Cole P A. Quantitative comparison of exposure for the posterior Judet approach to the scapula with and without deltoid takedown[J]. J shoulder Elb Surg, 2014, 23(11): 1747−1752.

[67] Giordano V, Pires R E S, Pesántez R, et al. Expanding the indications for mini plates in the orthopedic trauma scenario: a useful alternative technique for maintaining provisional reduction and improving stability for complex periarticular fracture fixation of the upper limbs[J]. J Orthop, 2018: 42−46.

[68] Ogawa K, Ikegami H. The trapezius-splitting approach: modifications for treating disorders and traumas occurring in the lateral supraspinatus fossa[J]. J Trauma, 2010, 69(3): 715−719.

[69] Mannambeth R, Kirzner N B, Moaveni A K. Can displaced extra-articular fractures of the scapula be stabilized through a direct lateral-column approach[J]. J Clin Orthop Trauma, 2020, 11(Suppl 4): S626−S630.

[70] Zlowodzki M, Bhandari M, Zelle B A, et al. Treatment of scapula fractures: systematic review of 520 fractures in 22 case series[J]. J Orthop Trauma, 2006, 20(3): 230−233.

[71] Cole P A, Gauger E M, Schroder L K. Management of scapular fractures[J]. J Am Acad Orthop Surg, 2012, 20(3): 130−141.

[72] Gosens T, Speigner B, Minekus J. Fracture of the scapular body: functional outcome after conservative treatment[J]. J shoulder Elb Surg, 2009, 18(3): 443−448.

[73] Cole P A, Talbot M, Schroder L K, et al. Extra-articular malunions of the scapula: a comparison of functional outcome before and after reconstruction[J]. J Orthop Trauma, 2011, 25(11): 649−656.

[74] Schofer M D, Sehrt A C, Timmesfeld N, et al. Fractures of the scapula: long-term results after conservative treatment[J]. Arch Orthop Trauma Surg, 2009, 129(11): 1511−1519.

[75] Solheim L F, Roaas A. Compression of the suprascapular nerve after fracture of the scapular notch[J]. Acta Orthop Scand, 1978, 49(4): 338−340.

[76] Moen T C, Babatunde O M, Hsu S H, et al. Suprascapular neuropathy: what does the literature show?[J]. J shoulder Elb Surg, 2012, 21(6): 835−846.

[77] Lantry J M, Roberts C S, Giannoudis P V. Operative treatment of scapular fractures: a systematic review[J]. Injury, 2008, 39(3): 271−283.

[78] Bartonicek J, Tucek M, Klika D, et al. Total glenoid fractures[J]. Rozhl Chir, 2016, 95(11): 386−393.

[79] Herscovici D J, Fiennes A G, Allgöwer M, et al. The floating shoulder: ipsilateral clavicle and scapular neck fractures[J]. J Bone Joint Surg Br, 1992, 74(3): 362−364.

[80] Mayo K A, Benirschke S K, Mast J W. Displaced fractures of the glenoid fossa. Results of open reduction and internal fixation[J]. Clin Orthop Relat Res, 1998, 347: 122−130.

第三章
肱骨近端骨折

肱骨近端骨折是指位于肱骨外科颈以近的骨折，在 65 岁以上人群中，是第二常见的上肢骨折，也是继股骨近端骨折和桡骨远端骨折后第三常见的非椎体骨质疏松性骨折[1]。

一、应 用 解 剖

肱骨近端包含肱骨头、大结节、小结节以及肱骨干骺端部分。肱骨头关节面软骨与非软骨部位的交界处称为解剖颈，为肱骨头与大、小结节之间形成的浅沟；大、小结节下方向肱骨干移行的部位称为外科颈，为骨松质与骨密质的交界，皮质薄，为骨折好发部位。冠状面上肱骨头轴线（解剖颈垂线）与肱骨干轴线形成颈干角，正常为 130°～140°。肱骨头颈轴线与肱骨内外髁横轴线形成向后 20°～30° 的夹角，为肱骨头后倾角。

肱骨大结节位于肱骨近端外侧，其上方有冈上肌腱附着，后上方比肱骨头最高点低约 9 mm，这一高度差对肩袖功能非常重要。肱骨小结节位于前方，其上为肩胛下肌腱附着。大、小结节之间有结节间沟，其内为肱二头肌长头腱通过，故也称二头肌间沟。二头肌间沟周围为坚硬的骨皮质。术中可作为重要的解剖参考点。

肱骨近端血运主要来源于腋动脉分支-旋肱前动脉及旋肱后动脉。旋肱前动脉在肱骨外科颈水平由腋动脉向外侧水平发出，走行于肌腱深面，在肱二头肌长头腱深面向二头肌间沟外上方发出升支，沿二头肌间沟外侧向上至肱骨头下方约 5 mm 处穿入皮质，研究提示旋肱前动脉升支提供肱骨头主要血供。旋肱后动脉于同一水平发出，与腋动脉伴行向后走行，沿途发出分支进入干骺端后内侧，供应肱骨头血供。虽然旋肱前动脉被认为提供肱骨头的主要血供，也有部分研究提示旋肱后动脉可能提供肱骨头大部分血供。

二、损 伤 机 制

肱骨近端骨折绝大多数是由平地摔倒所致，在超过 60 岁的老年人群中，90% 以上的肱骨近端骨折是在站立高度摔倒所致。而年轻的肱骨近端骨折患者多数是由较高的能量损伤所致，如高处坠落伤、车祸、运动或虐待等。

肱骨近端骨折的损伤主要由三种机制导致：肱骨头撞击至肩胛盂的压缩应力、肱骨外科颈水平的弯曲应力、大小结节处肩袖牵拉形成的张应力。当患者摔倒时，肱骨头撞击向肩胛盂，在骨质正常的患者，如肱骨头可以抵抗应力，则应力向远端传导，导致相对薄弱的外科颈骨折。而在骨质疏松的患者，则容易出现肱骨头和外科颈同时骨折，导致更复杂的骨折类型。单独的大结节骨折或更少见的单独小结节骨折，则常由肩袖牵拉的张应力所导致，常见于肩关节脱位或癫痫发作。粉碎性骨折形成可能同时有压缩应力和牵张应力的作用，如结节骨折块的产生可能同时由肱骨头挤压向大小结节和肩袖的牵拉共同作用导致。而在骨折发生后，肩袖的牵拉对骨折移位影响更大。

三、临床表现与辅助检查

患者通常有明确的外伤病史，最常见的主诉为肩部疼痛及活动障碍。查体可以发现肩部软组织肿胀、瘀斑，在严重骨折或骨折脱位型损伤患者，可能出现肩部三角肌饱满外形消失。急诊患者，尤其是高龄患者，软组织体征可能不明显。虽然开放骨折少见，但需注意检查是否有开放伤口，尤其是内侧和腋窝部位皮肤是否完整。

查体时需关注神经血管情况，腋神经损伤可出现肩部外侧感觉麻木，腋神经运动功能的检查可通过触摸三角肌是否能进行等长收缩。全面检查臂丛神经和肌皮神经功能。应检查桡动脉搏动和毛细血管充盈程度，并与健侧对比。由于上肢侧支循环丰富，即使发生血管损伤，临床表现也可能不明显，因此，如发现双侧动脉搏动不对称，即使骨折无明显移位，也需警惕动脉损伤，并进一步检查。

影像学辅助检查方面，所有肱骨近端骨折都应拍摄创伤系列 X 线片，包括：肩关节前后位片、肩胛骨前后位片、肩胛骨 Y 位片和腋窝位片。X 线片质量不佳或不完善常常导致难以准确理解骨折情况，并容易漏诊合并的盂肱关节脱位。CT 对进一步理解肱骨近端骨折类型非常有用，能精细显示骨折的粉碎程度、压缩部位，还能显示骨质疏松等程度。利用 CT 断层重建以及三维重建还能精确测量大小结节移位的程度，以及与肱骨干、肩胛盂的关系等细节。MRI 在肱骨近端骨折中的应用不多，对于明确有外伤史和肩部症状而 X 线片没有明显发现的无移位骨折有帮助。此外，可有助于评估肩袖和盂唇损伤，帮助发现无移位盂唇骨折等。有学者尝试用 MRI 评估内侧骨膜软组织铰链的完整性，以此推测肱骨头血供是否保留。还有学者使用功能 MRI 直接评估肱骨头灌注情况，但目前没有显示临床实用性。此外，MRI 对怀疑病理性骨折的患者帮助较大。

四、分　　型

Neer 分型是肱骨近端骨折应用最广泛的分类方法，AO/OTA 分型也得到广泛的应用。

（一）Neer 分型

Neer 分型（图 3-1）是根据骨折的解剖部位和骨折移位程度进行分型，肱骨近端的四个解剖部位为：肱骨头、大结节、小结节和肱骨干。骨折块间的移位标准为移位＞1 cm 和成角畸形＞45°。

1. 一部分骨折

无论肱骨近端骨折线的数量，只要移位未达到 1 cm 或成角未大于 45°，认为骨折间有一定的软组织相连，为无移位或微小移位骨折，均称为一部分骨折。

2. 两部分骨折

只有 1 个部位骨折且达到以上移位标准，称为两部分骨折，根据骨折部位分为解剖颈骨折、大结节骨折、小结节骨折、外科颈骨折。

3. 三部分骨折

当有 2 个解剖部位发生骨折且达到移位标准，肱骨近端骨折分离 3 个骨折部分，则为三部分骨折。理论上有 5 个类型的三部分骨折，但临床上主要是大结节、外科颈骨折和小结节、外科颈骨折。

4. 四部分骨折

当 4 个解剖部位均发生骨折且达到移位标准，形成 4 个分离的骨折块，称为四部分骨折。此时，解剖颈、大小结节和外科颈均发生骨折，伴或不伴肱骨头脱位。如合并肱骨头向前或向后脱位，则称为四部分骨折-脱位型，血液供应破坏严重，极易发生肱骨头缺血坏死。

（二）AO 分型

AO 分型是另一常用的分型。它是根据骨折部位是否合并骨折粉碎、压缩、成角、移位，以及是否合并脱位进行分类。根据 AO 分型系统，肱骨编号为 1，长骨近端标号亦为 1，故肱骨近端骨折编号为 11-，再进一步根据骨折情况细分为类型、组、亚组（图 3-2）。

1. A 型骨折

A 型骨折为关节外骨折，仅 1 个解剖部位骨折，形成两部分骨折。

A 型骨折包括以下分组和亚组：大结节骨折（A1.1），小结节骨折（A1.2）；A2 型为

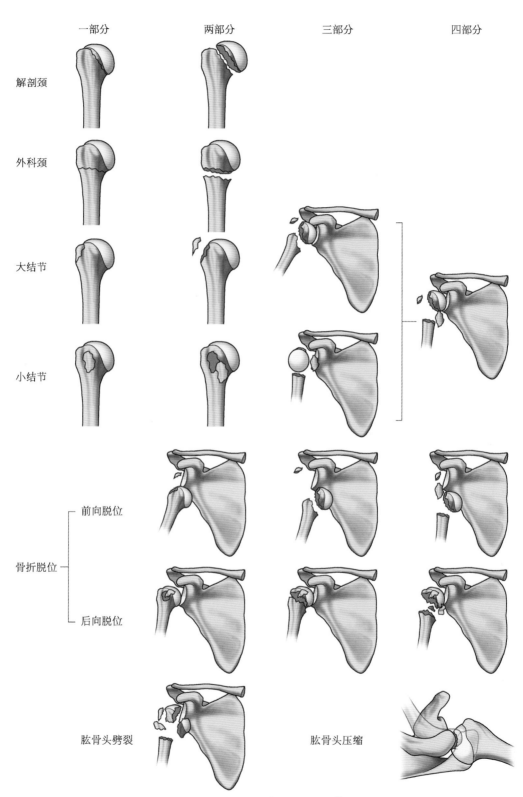

图 3-1 肱骨近端 Neer 分型[2]

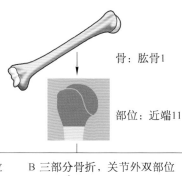

骨：肱骨1

部位：近端11

分型： A 两部分骨折，关节外耽搁部位　　　　　　B 三部分骨折，关节外双部位　　　　C 四部分骨折或关节面骨折

A1
结节
骨折

A1.1
大结节骨折

A1.2
小结节骨折

A2
外科
颈骨
折

A2.1
简单骨折

A2.2
楔形骨折

A2.3
粉碎骨折

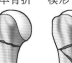

A3
关节
外垂
直骨
折

B1
外科颈
三部分
骨折

B1.1*
外科颈及
大结节骨折

*:
u 外科颈楔形骨折完整
v 外科颈楔形骨折粉碎

B1.2*
外科颈及
小结节骨折

C1
解剖颈
骨折

C1.1*
外翻嵌插骨折

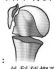

*:
n 合并大结节骨折
o 合并小结节骨折
p 合并双结节骨折

C1.3
单纯解剖颈骨折

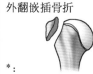
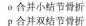

C3
解剖颈
骨折合
并干骺
端粉碎
骨折

C3.1
关节面完整

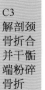

C3.2
关节面骨折

*:
x 关节面简单骨折
y 关节面粉碎骨折

C3.3
关节面骨折同
时累及骨干

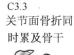

图 3-2 AO/OTA 肱骨近端骨折分型 [3]

外科颈骨折，A2.1 为外科颈简单骨折，A2.2 为外科颈楔形骨折，A2.3 为外科颈粉碎性骨折；A3 型为关节外垂直骨折。

2. B 型骨折

B 型骨折为 2 个解剖部位骨折的关节外骨折，形成三部分骨折。

B1 型骨折为外科颈骨折合并大结节或小结节骨折，B1.1 为外科颈骨折合并大结节骨折；B1.2 为外科颈骨折合并小结节骨折。

3. C 型骨折

C 型骨折为累及肱骨头或解剖颈的关节内骨折，或者四部分骨折。

C1 型骨折为解剖颈骨折，C1.1 型骨折为解剖颈外翻嵌插骨折，合并大结节骨折或小结节骨折，或同时合并大小结节骨折；C1.2 型骨折为单独的解剖颈骨折。C3 型骨折为解剖颈骨折同时合并干骺端骨折的四部分骨折，其中 C3.1 为干骺端有多个骨折块但肱骨头关节面完整的骨折；C3.2 干骺端有多个骨折块同时合并肱骨头关节面骨折；C3.3 为干骺端有多个骨折块，同时合并肱骨头关节面骨折，以及向肱骨干延伸的骨折。

五、治　疗

保守治疗仍是目前肱骨近端骨折重要的治疗方法[4]。按 Neer 分型，50% 以上的肱骨近端骨折为一部分骨折。无移位以及轻微移位骨折，稳定的或复位后稳定的外科颈骨折，移位小于 1 cm 的单独大小结节骨折都是保守治疗的指征；全身情况差、不能耐受麻醉和手术的患者不管骨折稳定性和移位程度，一般也保守治疗；对于老年患者，尤其是高龄患者，其功能要求降低，如果评估骨折的移位程度经保守治疗后能满足其功能需求，可进行保守治疗，如不能满足功能要求，需考虑手术治疗。保守治疗可采用颈腕吊带悬吊，或采用 Velpeau 包扎等其他方法把患肢固定于胸前。肱骨外科颈骨折可于腋窝垫一小枕对抗胸大肌的牵拉作用。也有学者建议固定于外旋位，尤其是外科颈骨折和伴有大结节骨折的类型，以避免骨折内旋位畸形愈合以及肩袖对大结节骨折块的牵拉。

固定一般持续 4～6 周，固定后即进行手、腕部的主动活动，2～3 周后开始被动活动锻炼，如果骨折稳定性较好，如嵌插骨折，可以更早开始被动活动锻炼。3～4 周后逐渐过渡到主动活动锻炼，6 周左右可进行全活动范围的锻炼，3 个月后进行力量锻炼。保守治疗期间需要密切随访，前 3～4 周每周复查 X 线片，观察是否有骨折的移位。老年患者由于骨质疏松，以及初始移位更大的骨折保守治疗期间更容易出现骨折移位，可能需要改为手术治疗[5, 6]。

肱骨近端骨折手术治疗的目的是达到肱骨近端的解剖复位，坚强固定，以允许早期功能锻炼，恢复无痛的、功能良好的肩关节。是否进行手术治疗需综合考虑骨折类型、骨折移位程度、骨质量条件、患者的年龄、基础疾病、活跃程度以及患者的功能需求等。对于病理性骨折、开放性骨折、合并血管损伤、多发伤、"漂浮肩"等肱骨近端骨折一般采用手术治疗。除了以上特殊情况，肱骨近端骨折的手术适应证包括：合并肱骨头劈裂或明显压缩的骨折，骨折-脱位型损伤，移位＞1 cm的大、小结节骨折，不稳定的肱骨外科颈骨折。三部分、四部分骨折原则上需采用手术治疗，但这部分骨折尤其需要综合考虑患者情况和医疗条件。

　　手术治疗的方案众多，包括闭合/切开复位钢板螺钉内固定、髓内钉内固定、经皮克氏针固定、经骨缝合固定以及肩关节置换等。目前应用最广泛的主要是锁定钢板固定、髓内钉固定和肩关节置换[7-11]。由于三部分、四部分骨折以老年骨质疏松性骨折多见，锁定钢板的角度稳定特性在骨质疏松骨折中能获得更好的把持力，降低复位丢失和固定失效的风险[12]。进行钢板内固定时，需要注意获得骨折的解剖复位，正确放置钢板，置入螺钉时避免穿透关节面，恢复或重建内侧柱支撑，肩袖行缝线张力带固定，使用结构性植骨或骨水泥加强骨质疏松骨（图3-3）、内侧皮质粉碎或嵌插骨折等骨量丢失骨折的固定等措施，以降低内固定失效等并发症的发生率[13-18]。

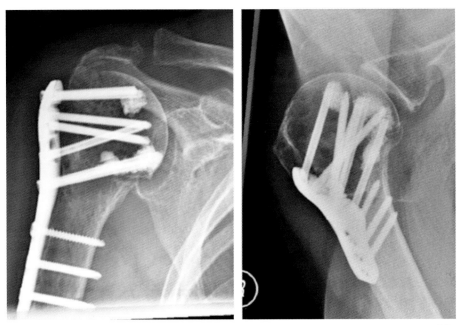

图3-3　解剖型锁定钢板固定肱骨近端骨折，使用骨水泥加强骨质疏松骨的固定[14]

　　髓内钉主要适用于移位的肱骨外科颈两部分骨折，尤其是骨折线延伸到肱骨干的骨折，以及病理性骨折[19,20]。但其对肱骨近端骨结构的完整性和骨质量要求较高，使其在骨质疏松骨折中应用受限[21]。值得注意的是，随着髓内钉设计的发展，其使用适应证也在发生变化。目前肱骨近端髓内钉已发展到第三代，其主要特点是近端螺钉的锁定设计、多平面多角度的"多维"螺钉固定、内侧距支撑螺钉等，可实现交锁螺钉与主钉的锁定，从而达到角度稳定固定；"钉中钉"的设计可把持近端内后侧骨质最好的部位；多个方向锁定螺钉可以固定大、小结节骨折块；锁定螺钉尾部的缝线孔可以进行肩袖的固定等，大大提高了髓内钉对骨质疏松骨的固定稳定性[10, 22]。因此，髓内钉也被用于三部分骨折甚至部分四部分骨折（图 3-4），但目前并不推荐在四部分骨折应用髓内钉[23]。

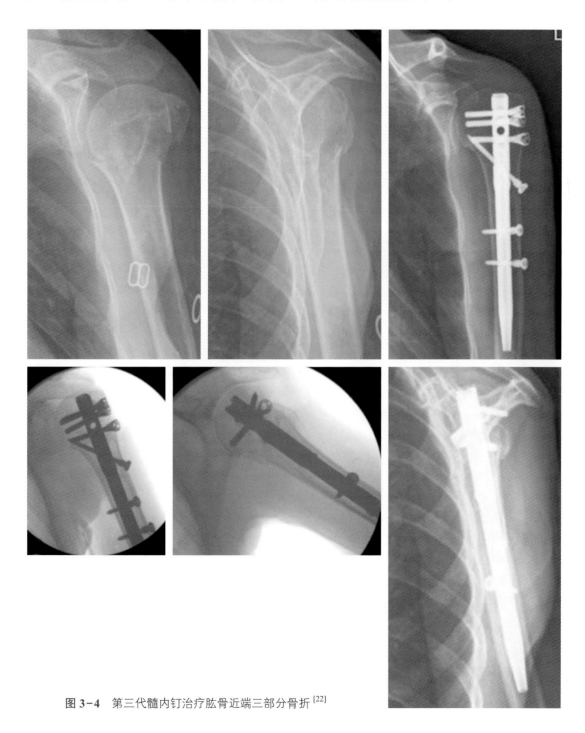

图 3-4　第三代髓内钉治疗肱骨近端三部分骨折[22]

　　肩关节置换用于难以进行内固定或预计内固定失效风险大、效果不佳的患者。如部分肱骨头劈裂骨折；肱骨头压缩面积超过40%～50%的骨折；合并解剖颈骨折的三部分、四部分骨折-脱位；大小结节均骨折移位的外翻嵌插型骨折，且肱骨头外翻严重、内侧软组织铰链破裂、预计肱骨头缺血坏死风险大；高龄患者，严重骨质疏松及骨折严重粉碎的骨折[8, 24]。以反式肩关节置换应用为主（图3-5），其次是半肩关节置换（肱骨头置换）（图3-6）。反式肩关节置换功能结果优于半肩关节置换[25, 26]。对于老年人肩袖损伤、缺血严重且三角肌功能完好的肱骨近端三、四部分骨折建议反肩置换，而对于功能要求低、肩袖完整的肱骨近端三、四部分骨折患者，可以考虑半肩置换。

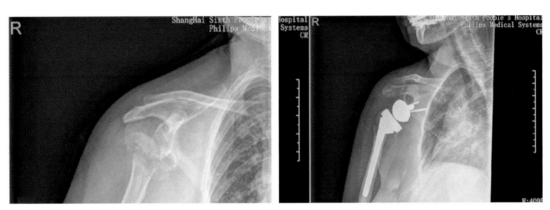

图3-5　83岁女性，肱骨近端四部分骨折脱位，严重骨质疏松，行反式肩关节置换

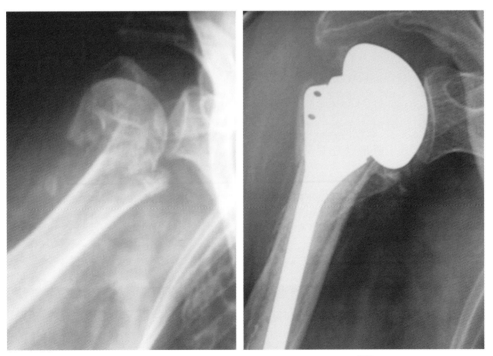

图3-6　半肩关节置换治疗肱骨近端四部分骨折[27]

六、并发症

肱骨近端骨折的并发症包括畸形愈合、肱骨头缺血坏死、骨不连、关节僵硬、创伤后关节炎等。此外，手术患者还可发生感染、骨折移位、内固定松动、失效等手术相关并发症。

畸形愈合在保守治疗中较常见，也可因手术治疗后复位不佳或继发移位导致。多数畸形愈合患者一般能够耐受，不需进一步治疗。但畸形也可引起明显的疼痛和功能障碍，以大结节畸形愈合导致症状多见。此时，必须仔细鉴别症状的来源，因为肩袖损伤、创伤后关节僵硬、肩锁关节功能障碍、肱二头肌肌腱病以及区域疼痛综合征等均可以引起肩部的症状。有症状的畸形愈合经保守治疗后仍无改善，可行手术矫形，严重的畸形可行肩关节置换治疗。

肱骨头缺血坏死是肱骨近端骨折较严重的并发症。一些骨折损伤内侧软组织铰链，容易发生缺血坏死，如严重的骨折-脱位型损伤造成肱骨头游离，明显的外翻型损伤内侧骨折移位明显等；手术中广泛的剥离和粗暴的操作也可损伤肱骨头残余的血运[28]。临床表现主要是疼痛、关节僵硬、功能障碍。影像学可表现为肱骨头硬化、塌陷甚至吸收，内固定的患者可发生螺钉穿出关节面。部分肱骨头缺血坏死的患者可能没有明显症状，不需进一步治疗，可定期随访观察。但多数患者会逐渐出现伴有疼痛和功能障碍的肱骨头塌陷，需要进行关节置换。肱骨大结节骨折也可发生缺血坏死，主要见于老年患者，表现为大结节的硬化、吸收。由于肩袖止点的缺失，治疗只能采用关节置换。

骨不连在肱骨近端骨折相对少见。手术是治疗骨不连唯一有效的方法，根据情况可进行植骨内固定，或者行肩关节置换。

创伤后肩关节僵硬的主要原因是制动后关节囊挛缩，需要鉴别肩袖撕裂或撞击所致的关节功能障碍，以及畸形愈合、肩峰撞击、区域疼痛综合征等原因。主要表现为肩关节被动活动受限，尤其以外展及外旋受限最为明显。治疗上以康复治疗为主，也可行麻醉下的手法松解。

七、争议点

肱骨近端骨折作为常见的骨质疏松性骨折，其骨折形态的多样性和移位程度的差异性使得没有一个分型系统能完全囊括所有骨折，因而难以准确地、个性化地指导治疗方案的确定。虽然从整体的肱骨近端骨折群体，尚难以从循证医学角度说明手术治疗结果优于保守治疗，但可以明确的是，部分骨折类型保守治疗是难以达到满意效果的。因此，准确地判断这些不合适保守治疗的骨折类型都有哪些仍然是一项具有挑战性的工作。

锁定钢板内固定治疗肱骨近端骨折已经有几十年的历史，关于内固定失败的经验已经积累了很多，手术相关并发症已经明显下降，但手术失败仍有报道，对手术技术的改进仍需持续。

反式肩关节置换用于肱骨近端骨折治疗是一个较大的进展，尤其是随着对结节重建的重视，其临床效果令人鼓舞。对于哪些骨折应该进行肩关节置换还是切开复位内固定（ORIF），仍需进一步的研究。

（陈云丰，王 蕾）

参 考 文 献

[1] Schumaier A, Grawe B. Proximal humerus fractures: evaluation and management in the elderly patient[J]. Geriatr Orthop Surg Rehabil, 2018, 9: 2151458517750516.

[2] Murray I R, Amin A K, White T O, et al. Proximal humeral fractures: current concepts in classification, treatment and outcomes[J]. J Bone Joint Surg Br, 2011, 93(1): 1−11.

[3] Meinberg E G, Agel J, Roberts C S, et al. Fracture and dislocation classification compendium-2018[J]. J Orthop Trauma, 2018, 32 (Suppl 1): S11−S14.

[4] Bergdahl C, Wennergren D, Ekelund J, et al. Mortality after a proximal humeral fracture[J]. Bone Joint J, 2020, 102−B(11): 1484−1490.

[5] Frank F A, Niehaus R, Borbas P, et al. Risk factors for secondary displacement in conservatively treated proximal humeral fractures[J]. Bone Joint J, 2020, 102−B(7): 881−889.

[6] Rangan A, Handoll H, Brealey S, et al. PROFHER Trial Collaborators. Surgical vs. nonsurgical treatment of adults with displaced fractures of the proximal humerus: the PROFHER randomized clinical trial[J]. JAMA, 2015, 313(10): 1037−1047.

[7] Howard L, Berdusco R, Momoli F, et al. Open reduction internal fixation vs non-operative management in proximal humerus fractures: a prospective, randomized controlled trial protocol[J]. BMC Musculoskelet Disord, 2018, 19(1): 299.

[8] Fraser A N, Bjørdal J, Wagle T M, et al. Reverse shoulder arthroplasty is superior to plate fixation at 2 years for displaced proximal humeral fractures in the elderly: a multicenter randomized controlled trial[J]. J Bone Joint Surg Am, 2020, 102(6): 477−485.

[9] Tian X, Xiang M, Wang G, et al. Treatment of complex proximal humeral fractures in the elderly with reverse shoulder arthroplasty[J]. Orthop Surg, 2020, 12(5): 1372−1379.

[10] Dilisio M F, Nowinski R J, Hatzidakis A M, et al. Intramedullary nailing of the proximal humerus: evolution, technique, and results[J]. J Shoulder Elbow Surg, 2016, 25(5): e130−138.

[11] Handoll H H, Brorson S. Interventions for treating proximal humeral fractures in adults[J]. Cochrane Database Syst Rev, 2015, 11: CD000434.

[12] Laux C J, Grubhofer F, Werner C M L, et al. Current concepts in locking plate fixation of proximal humerus fractures[J]. J Orthop Surg Res, 2017, 12(1): 137.

[13] 朱正国, 齐红哲, 常祖豪. 解剖型异体腓骨髓内支撑钢板内固定术治疗老年肱骨近端粉碎性骨折疗效观察[J]. 解放军医学院学报, 2018, 39（2）: 91−94.

[14] Marongiu G, Verona M, Cardoni G, et al. Synthetic bone substitutes and mechanical devices for the augmentation of osteoporotic proximal humeral fractures: a systematic review of clinical studies[J]. J Funct Biomater, 2020, 11(2): 29.

[15] Biermann N, Prall W C, Böcker W, et al. Augmentation of plate osteosynthesis for proximal humeral fractures: a systematic review of current biomechanical and clinical studies[J]. Arch Orthop Trauma Surg, 2019, 139(8): 1075−1099.

[16] McMillan T E, Johnstone A J. Primary screw perforation or subsequent screw cut-out following proximal humerus fracture fixation using locking plates: a review of causative factors and proposed solutions[J]. Int Orthop, 2018, 42(8): 1935−1942.

[17] Padegimas E M, Zmistowski B, Lawrence C, et al. Defining optimal calcar screw positioning in proximal humerus fracture fixation[J]. J Shoulder Elbow Surg, 2017, 26(11): 1931−1937.

[18] Krappinger D, Bizzotto N, Riedmann S, et al. Predicting failure after surgical fixation of proximal humerus fractures[J]. Injury, 2011, 42(11): 1283−1388.

[19] Choi E S, Han I, Cho H S, et al. Intramedullary nailing for pathological fractures of the proximal humerus[J]. Clin Orthop Surg, 2016, 8(4): 458−464.

[20] Lin J. Effectiveness of locked nailing for displaced three-part proximal humeral fractures[J]. J Trauma, 2006, 61(2): 363−374.

[21] Ueda K, Ikemura S, Yamashita A, et al. Three-dimensional analyses of proximal humeral fractures using computed tomography with multiplanar reconstruction: early stability of fixation after osteosynthesis in relation to preoperative bone quality[J]. Eur J Orthop Surg Traumatol, 2014, 24(8): 1389−1394.

[22] Hessmann M H, Nijs S, Mittlmeier T, et al. Internal fixation of fractures of the proximal humerus with the MultiLoc nail[J]. Oper Orthop Traumatol, 2012, 24(4−5): 418−431.

[23] Wong J, Newman J M, Gruson K I. Outcomes of intramedullary nailing for acute proximal humerus fractures: a systematic review[J]. J Orthop Traumatol, 2016, 17(2): 113−122.

[24] Rugg C M, Coughlan M J, Lansdown D A. Reverse total shoulder arthroplasty: biomechanics and indications[J]. Curr Rev Musculoskelet Med, 2019, 12(4): 542−553.

[25] Shukla D R, McAnany S, Kim J, et al. Hemiarthroplasty versus reverse shoulder arthroplasty for treatment of proximal humeral fractures: a meta-analysis[J]. J Shoulder Elbow Surg, 2016, 25(2): 330−340.

[26] Frombach A A, Brett K, Lapner P. Humeral head replacement and reverse shoulder arthroplasty for the treatment of proximal humerus fracturesm[J]. Open Orthop J, 2017, 11: 1108−1114.

[27] Gallinet D, Clappaz P, Garbuio P, et al. Three or four parts complex proximal humerus fractures: hemiarthroplasty versus reverse prosthesis: a comparative study of 40 cases[J]. Orthop Traumatol Surg Res, 2009, 95(1): 48−55.

[28] Patel S, Colaco H B, Elvey M E, et al. Post-traumatic osteonecrosis of the proximal humerus[J]. Injury, 2015, 46(10): 1878−1884.

第四章
肱骨远端骨折

肱骨远端骨折是相对少见的骨折之一，瑞典最近的一项研究显示肱骨远端骨折占所有肱骨骨折的 8%，发病率约为 8.3 例 /10 万人 [1]。它主要发生于两类人群：一是高能量损伤的年轻患者；二是低能量损伤的老年骨质疏松患者 [2]。肱骨远端骨折常累及内外侧柱，并向关节面延伸，是复杂关节内骨折的一种，治疗具有很大挑战性。大多数肱骨远端骨折患者在治疗后存在一定程度的关节活动受限。

一、应 用 解 剖

肱骨远端在冠状面上呈三角形，可以分为尺侧的内侧柱、桡侧的外侧柱和底端的肱骨滑车，其中心区域比较薄弱，包括前方的冠突窝和后方的鹰嘴窝 [3]。三角形结构在生物力学上类似于用手指捏住一个线轴。肱骨远端主要涉及肱尺关节和肱桡关节，肱尺关节旋转轴相对于肱骨干外旋 3°～9°，外翻 4°～8°，构成了肘关节的提携角，负责肘关节的屈伸运动。在矢状位上，肱骨远端扁平并向前成角约 40°，复位时需注意这个倾斜角，避免造成屈肘受限。

二、分　　　型

目前普遍使用的肱骨远端骨折分型是 AO 分型：其根据骨折是否累及关节面及累及的多少，将肱骨远端骨折分为完全关节外骨折（A 型）、部分累及关节面的骨折（B 型）及完全关节内骨折（C 型）。对于 C 型骨折可以具体分为：关节面和干骺端均为简单骨折的 C1 型；关节面简单但干骺端粉碎的 C2 型；关节面和干骺端均粉碎的 C3 型（图 4-1）。通过 X 线片很难对肱骨远端骨折进行准确的分型，CT 可以将其 73% 的准确率提

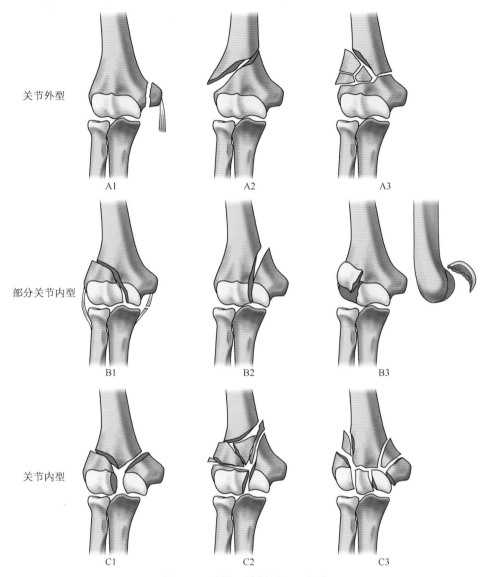

关节外型

A1　　　　　　　　　A2　　　　　　　　　A3

部分关节内型

B1　　　　　　　　　B2　　　　　　　　　B3

关节内型

C1　　　　　　　　　C2　　　　　　　　　C3

图 4-1　肱骨远端骨折 AO 分型

高到 95%[4]，同时 CT 可以更清楚地了解关节面骨折的具体细节，便于手术方案的制订和内固定的选择。

<h1 style="text-align:center">三、治　疗</h1>

（一）非手术治疗

非手术治疗对于不能耐受手术或活动度低的患者是不错的选择。一项对低需求患者石膏制动 5 周，平均随访 27 个月后发现，肘关节屈伸活动度为 107°±16°，Mayo 肘关节功能评分平均为 90 分，其 19 例患者中仅有 2 例出现肘关节功能差的情况，1 例是因为骨不连，另 1 例是因为同时合并有桡骨头和冠状突骨折[5]。然而，对于老年患者，非手术治疗相比手术治疗可能带来更差的功能结果，有文献比较了 273 例手术患者和 47 例非手术患者，发现非手术组骨折的延迟愈合和骨不连的发生率明显更高[6]。

（二）手术入路

目前已有多种手术入路被报道应用于肱骨远端骨折的治疗，但最佳的手术入路仍然存在争议。根据对肱三头肌不同的处理方式，手术有以下一些入路可以选择：劈肱三头肌入路、肱三头肌内外侧入路、肱三头肌翻转入路、肱三头肌肘肌翻转入路、尺骨鹰嘴截骨入路等[2]。目前的争议还是在于不同入路显露关节面的程度差异以及不同入路各自的并发症问题。早期的解剖学研究显示劈肱三头肌可以暴露 35% 关节面，而肱三头肌翻转和尺骨鹰嘴截骨可以分别暴露 46% 和 57% 的关节面[7]。一项前瞻性研究比较肱三头肌旁入路和尺骨鹰嘴截骨入路治疗 C 型骨折 1 年后发现，两组肘关节功能和并发症发生率无明显差异[8]。相似的回顾性研究发现，尺骨鹰嘴截骨患者手术时间明显延长，术中出血量也增加，在 33 例接受截骨术的患者中，作者报道有 1 例骨不连，3 例延迟愈合[9]。然而另一项研究中，尺骨鹰嘴截骨术患者相比肱三头肌翻转患者术后功能更优，但两者并发症无显著差异[10]。

（三）A 型骨折的治疗

低位的关节外骨折虽然有些无明显移位，但会存在愈合问题，这通常发生在骨质疏松的老年患者。有项研究报道，14 例低位肱骨远端骨折采用钢板螺钉固定后，2 例患者出现螺钉松动，2 例患者出现骨不连[11]。

（四）B 型骨折的治疗

肱骨远端的单柱骨折并不常见。对 133 例肱骨远端骨折患者的 CT 扫描结果显示，只有 9% 的骨折符合 B1 或 B2 型骨折[12]。一项研究报道了 20 例手术治疗肱骨远端外侧柱骨折，随访发现接受切开复位内固定治疗的患者术后 70 个月随访时，肘关节平均屈曲度为 123°，同时伴有 15° 屈曲挛缩[13]。肱骨小头骨折通常累及滑车外侧一部分，包括滑车前方大部分、外侧柱的后部，甚至滑车的后部和内侧。后方的粉碎常与功能的减退和骨不连发生率高相关。对 15 例有后方粉碎的肱骨小头伴滑车骨折患者，运用背外侧解剖钢板固定的研究报道显示骨折愈合率为 100%，作者认为背侧板可以提供稳定的后侧皮质固定，从而改善功能结果[14]。近年来，肱骨远端冠状面剪切骨折（B3 型）越来越受到关注，其另有特殊分型（改良 McKee 分型），具体是：Ⅰ型肱骨小头骨折（Hahn-Steinthal fracture）；Ⅱ型肱骨小头软骨损伤（Kocher-Lorenz fracture）；Ⅲ型肱骨小头粉碎性骨折；Ⅳ型肱骨小头和滑车骨折（图 4-2）。对于简单的Ⅰ型骨折，选用肘关节外侧入路加空心钉固定即可，

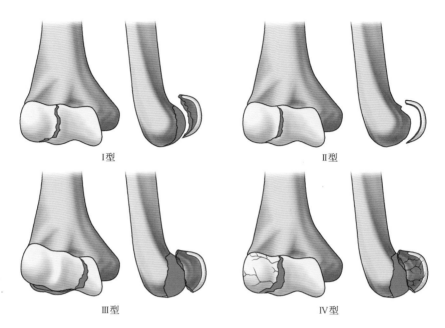

图 4-2　肱骨远端冠状面骨折分型

而骨折向内累及滑车时，有时可能需要后方入路尺骨鹰嘴截骨来显露[15]。

（五）C 型骨折的治疗

　　对于 C 型骨折，常规运用双柱的垂直固定，然而平行固定可以允许更多、更长的螺钉固定远端关节面骨块，每个螺钉穿过钢板也有助于柱的固定（图 4-3）。自 2011 年以来，有 6 项生物力学研究比较了平行与垂直固定：1 项得出在任何平面上，两者载荷失效没有差异的结论；1 项认为垂直固定在轴向扭转有优势；其余 4 项认为平行固定更有优势，垂直固定在过度轴向应力或循环载荷后，后侧钢板容易出现螺钉松动内固定失效的情况[16-21]。对 17 项研究的系统综述也表明平行固定对轴向应力具有更强的保护作用[22]。

　　关于切开复位内固定治疗 C 型骨折的临床随访文章每年都有发表，它们一致报道了临床结果与年龄和骨折复杂程度呈负相关性[23]。老年 C3 型骨折比关节受累较少的患者 2 年后功能活动度更差[24]。有 5 个病例组共 151 例患者，平均年龄 46 岁，平均随访 37 个月，术后平均活动度为 104°，平均的 MEPS 评分为 81 分。有 3 项研究指出超过 40% 的患者存在持续性疼痛和（或）功能障碍。在另一项研究中，只有 54% 的患者能完全恢复到术前的功能状态，有 31% 的患者虽然回到工作岗位，但有功能受限，有 14% 的患者因为功能影响大而离职[25-28]。开放性 C 型骨折与闭合性骨折相比，术后 13 个月功能评分结果更差，肘关节平均活动度也较低[29]。一项回顾性研究发现，采用外固定分期治疗 Gustilo Ⅰ型和Ⅱ型 C3 型骨折术后功能活动度更差，但作者也认为对于严重软组织损伤的 Gustilo Ⅲ型骨折，采用外固定分期处理更为妥当[30]。一项对 32 例 Gustilo Ⅰ型或Ⅱ型肱骨远端

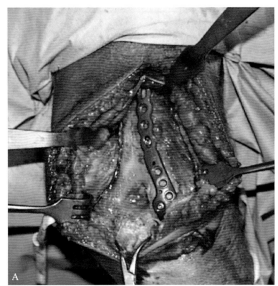 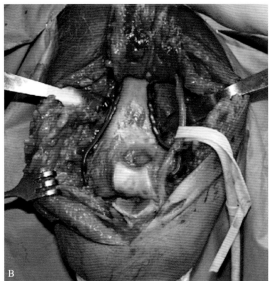

图 4-3 肱骨远端骨折垂直固定（A）和平行固定（B）方式

开放性骨折患者进行的研究显示，早期（6 小时内）手术治疗和延迟手术（平均手术时间 4.6 天）术后随访的 MEP 评分以及术后感染率或骨不连的风险没有显著差异[31]。

（六）半肘关节置换

半肘关节置换在肱骨远端骨折中的应用国内未见报道，但国外近些年已有一些随访的文献报道。早在 2015 年，有文献报道随访 42 例半肘置换手术患者，平均随访 3 年后发现功能满意，作者强调手术中对于内外侧髁骨折需固定牢固，这对术后肘关节的稳定有重要作用[32]。2017 年，又有作者报道了 10 例半肘关节置换病例，其随访达到 6 年，功能结果也令人满意[33]。最近的一篇随访研究报道，24 例患者平均随访 20 个月，功能优良率为 79%[34]。

（七）全肘关节置换

全肘关节置换术（total elbow arthroplasty, TEA）适合老年肱骨远端粉碎性骨折或者骨折合并有类风湿关节炎的患者。早在 2009 年，就有多中心随机对照试验研究指出 65 岁以上肱骨远端 C 型骨折随访 2 年，关节置换组的功能优于切开复位内固定组，同时有 25% 的内固定病例术中转为关节置换术[35]。2019 年，有项长期随访随机对照试验研究，也得出同样的结论。更多的关于老年患者肘关节置换的回顾性研究同样都说明肘关节置换的功能要优于切开复位内固定术[36]。一项对 383 名平均年龄为 75 岁的肱骨远端骨折后接受 TEA 治疗的患者随访研究发现，假体的 5 年总平均生存率为 99%，10 年生存率为 90%，其中作者报道假体翻修率为 5%，7 例为无菌性松动，3 例为假体周围骨折，4 例为深部感染[37]。2 篇系统综述比较了 ORIF 和 TEA 治疗肱骨远端骨折的疗效：一篇为包含 27 项研究的 271 例患者，结论是随访 44 个月，两组在功能活动度、MEPS 评分、并发症和翻修率都无显著差异[38]；另一篇包含 13 项研究共 1 216 例老年肱骨远端骨折患者，结果发现 TEA 组有更好的 MEPS 评分，但并发症的发生率相对更高[39]。

四、并 发 症

1. 尺神经炎

肱骨远端骨折手术时通常会显露并牵开尺神经，目前的争议在于手术结束时尺神经如何处理，是放置在原位还是进行尺神经前置术。最近一项对 5 篇回顾性研究的荟萃分析表明，366 例肱骨远端骨折患者术后尺神经炎的发生率是 19%，其中接受尺神经移位术患者的尺神经炎发生率高于接受原位神经处理的患者（23.5% vs. 15.3%）[40]。另外两项回顾性研究发现，尺神经症状与术中神经处理之间没有关联。一组 24 名患者的总发病率为 38%，神经症状的出现与 C 型骨折有关[41]。另一项对 606 名患者的回顾性研究报道显示尺神经症状发生率为 16%，症状的出现与骨折类型尤其是柱骨折相关[42]。

2. 异位骨化

异位骨化常发生于肱骨远端骨折手术治疗后，最近的文献报道其发生率为 41%，异位骨化的出现严重影响肘关节的伸直以及屈伸活动范围，8% 的患者需要手术切除异位骨化[43]。异位骨化的发生与头部外伤、男性、同侧前臂外伤、延迟的骨折内固定术等因素相关。对有症状的异位骨化治疗目前仍有争议，但通常包括手术切除、内植物的取出、鹰嘴窝冠突窝的清理、放疗以及非甾体类抗炎药使用等措施。有文献报道了放疗或非甾体类药物降低异位骨化发生率的有效性，但是使用前必须权衡因此带来骨折不愈合的风险[44]。

3. 骨折不愈合

肱骨远端骨折内固定术后骨折不愈合的发生率可达 2%～12%。有 2 项回顾性研究分别报道了肱骨远端骨折术后因骨折不愈合而需要的翻修率为 12% 和 3%[45]。研究认为，骨不连可能与解剖钢板的使用有关，固定螺钉角度的解剖板无法使用足够长的、方向可调节的锁定钉，从而无法对远端骨折块带来稳定的固定。解剖学研究显示，内外侧的解剖板位置与内外侧副韧带的解剖位置重叠，这样术中显露放置钢板时容易破坏远端骨折的血运，造成骨折块无菌性坏死，影响骨折的愈合[46, 47]。

五、争 议 点

肱骨远端骨折手术入路的选择很多，针对不同骨折类型、骨质状态及术者偏好等因素，如何选择最适的入路仍有待研究；虽然半肘或全肘关节置换是肱骨远端骨折的有效治疗方案，但其适应证与内固定有部分重合，另外半肘关节置换效果仍期待长期随访报道，因而，其适应证的选择存在一定的争议。随着肱骨远端骨折治疗理念与方法的发展，其临床疗效在逐步提高，但是我们在临床仍然会面对各种问题，如何进一步提高其手术疗效、降低并发症发生，未来需要高质量的临床研究去解决这些临床困境。

（沈　浩，王秋根）

参 考 文 献

[1] Bergdahl C, Ekholm C, Wennergren D, et al. Epidemiology and patho-anatomical pattern of 2, 011 humeral fractures: data from the Swedish Fracture Register[J]. BMC Musculoskelet Disord, 17, 2016: 159.

[2] Nauth A, McKee M D, Ristevski B, et al. Distal humeral fractures in adults[J]. J Bone Joint Surg Am, 93, 2011: 686−700.

[3] Jupiter J B, Mehne D K. Fractures of the distal humerus[J]. Orthopedics, 15, 1992: 825−833.

[4] Jacquot A. Usefulness and reliability of two- and three-dimensional computed tomography in patients older than 65 years with distal humerus fractures[J]. Orthop Traumatol Surg Res, 100, 2014: 275−280.

[5] Desloges W, Faber K J, King G J, et al. Functional outcomes of distal humeral fractures managed nonoperatively in medically unwell and lower-demand elderly patients[J]. J Shoulder Elbow Surg, 24, 2015: 1187−1196.

[6] Robinson C M, Hill R M, Jacobs N, et al. Adult distal humeral metaphyseal fractures: epidemiology and results of treatment[J]. J Orthop Trauma, 17, 2003: 38−47.

[7] Wilkinson J M, Stanley D. Posterior surgical approaches to the elbow: a comparative anatomic study[J]. J Shoulder Elbow Surg, 10, 2001: 380−382.

[8] Singh R, Kanodia N, Singh, H. Outcome following olecranon osteotomy versus paratricipital approach for complex intra-articular (AO 13 −C) fracture of distal humerus: a prospective comparative study[J]. J Shoulder Elbow Surg, 28, 2019: 742−750.

[9] Zhang C, Zhong B, Luo C F. Comparing approaches to expose type C fractures of the distal humerus for ORIF in elderly patients: six years clinical experience with both the triceps-sparing approach and olecranon osteotomy[J]. Arch Orthop Trauma Surg, 134, 2014: 803−811.

[10] Elmadag M. The olecranon osteotomy provides better outcome than the triceps-lifting approach for the treatment of distal humerus fractures[J]. Eur J Orthop Surg Traumatol, 24, 2014: 43−50.

[11] Simone J P, Streubel P N, Sanchez-Sotelo J, et al. Low transcondylar fractures of the distal humerus: results of open reduction and internal fixation[J]. J Shoulder Elbow Surg, 23, 2014: 573−578.

[12] Mitake T, Nishizuka T, Tatebe M, et al. Adult distal humerus trauma with surgical intervention: CT analysis of fracture pattern, causes, and distribution[J]. Nagoya J Med Sci, 80, 2018: 199−205.

[13] Von Keudell A, Kachooei A R, Moradi A, et al. Outcome of surgical fixation of lateral column distal humerus fractures[J]. J Orthop Trauma, 30, 2016: 245−250.

[14] Wang P. Treatment of capitellar and trochlear fractures with posterior comminution: minimum 2−year follow-up[J]. J Shoulder Elbow Surg, 28, 2019: 931−938.

[15] Fram B R, Seigerman D A, Ilyas A M. Coronal shear fractures of the distal humerus: a review of diagnosis, treatment, and outcomes[J]. Hand (N Y), 2019, 16(1): 1558944719878817.

[16] Caravaggi P. Internal fixation of the distal humerus: a comprehensive biomechanical study evaluating current fixation techniques[J]. J Orthop Trauma, 28, 2014: 222−226.

[17] Got C. Biomechanical comparison of parallel versus 90 −90 plating of bicolumn distal humerus fractures with intra-articular comminution[J]. J Hand Surg Am, 37, 2012: 2512−2518.

[18] Koonce R C, Baldini T H, Morgan S J. Are conventional reconstruction plates equivalent to precontoured locking plates for distal humerus fracture fixation? A biomechanics cadaver study[J]. Clin Biomech (Bristol, Avon), 27, 2012: 697－701.

[19] Taylor P A, Owen J R, Benfield C P, et al. Parallel plating of simulated distal humerus fractures demonstrates increased stiffness relative to orthogonal plating with a distal humerus locking plate system[J]. J Orthop Trauma, 30, 2016: e118－122.

[20] Kudo T. Biomechanical properties of orthogonal plate configuration versus parallel plate configuration using the same locking plate system for intra-articular distal humeral fractures under radial or ulnar column axial load[J]. Injury, 47, 2016: 2071－2076.

[21] Zalavras C G. Biomechanical evaluation of parallel versus orthogonal plate fixation of intra-articular distal humerus fractures[J]. J Shoulder Elbow Surg, 20, 2011: 12－20.

[22] Shih C A, Su W R, Lin W C, et al. Parallel versus orthogonal plate osteosynthesis of adult distal humerus fractures: a meta-analysis of biomechanical studies[J]. Int Orthop, 43, 2019: 449－460.

[23] Nouraei M, Motififar M, Barazandeh M. Evaluation of outcomes of open reduction and internal fixation surgery in patients with type C distal humeral fractures[J]. Adv Biomed Res, 7, 2018: 3.

[24] Biz C. The challenging surgical treatment of closed distal humerus fractures in elderly and octogenarian patients: radiographic and functional outcomes with a minimum follow-up of 24 months[J]. Arch Orthop Trauma Surg, 137, 2017: 1371－1383.

[25] Patel J, Motwani G, Shah H, et al. Outcome after internal fixation of intraarticular distal humerus (AO type B & C) fractures: Preliminary results with anatomical distal humerus LCP system[J]. J Clin Orthop Trauma, 8, 2017: 63－67.

[26] Chou Y C, Hsu Y H, Yu Y H, et al. Triceps-reflecting anconeus pedicle approach with double precontoured locking plate fixation is efficient in the treatment of orthopaedic trauma association type C distal humerus fracture[J]. Injury, 47, 2016: 2240－2246.

[27] Huang J I, Paczas M, Hoyen H A, et al. Functional outcome after open reduction internal fixation of intra-articular fractures of the distal humerus in the elderly[J]. J Orthop Trauma, 25, 2011: 259－265.

[28] Frattini M. Mid-term results of complex distal humeral fractures[J]. Musculoskelet Surg, 95, 2011: 205－213.

[29] Min W, Ding B C, Tejwani N C. Comparative functional outcome of AO/OTA type C distal humerus fractures: open injuries do worse than closed fractures[J]. J Trauma Acute Care Surg, 72, 2012: E27－32.

[30] Kosters C. Management of comminuted fractures of the distal humerus: clinical outcome after primary external fixation versus immediate fixation with locking plates[J]. Arch Orthop Trauma Surg, 137, 2017: 1693－1698.

[31] Radoicic D, Micic I, Dasic Z, et al. Does timing of surgery affect the outcome of open articular distal humerus fractures[J]. Eur J Orthop Surg Traumatol, 24, 2014: 777－782.

[32] Nestorson J, Ekholm C, Etzner M, et al. Hemiarthroplasty for irreparable distal humeral fractures: medium-term follow-up of 42 patients[J]. Bone Joint J, 97－B, 2015: 1377－1384.

[33] Schultzel M. Hemiarthroplasty for the treatment of distal humeral fractures: midterm clinical results[J]. J Shoulder Elbow Surg, 26, 2017: 389－393.

[34] Al-Hamdani A. Good outcome after elbow hemiarthroplasty in active patients with an acute intra-articular distal humeral fracture[J]. J Shoulder Elbow Surg, 28, 2019: 925－930.

[35] McKee M D. A multicenter, prospective, randomized, controlled trial of open reduction — internal fixation versus total elbow arthroplasty for displaced intra-articular distal humeral fractures in elderly patients[J]. J Shoulder Elbow Surg, 18, 2009: 3－12.

[36] Dehghan N. Long-term outcomes of total elbow arthroplasty for distal humeral fracture: results from a prior randomized clinical trial[J]. J Shoulder Elbow Surg, 28, 2019: 2198－2204.

[37] Barco R, Streubel P N, Morrey B F, et al. Total elbow arthroplasty for distal humeral fractures: a ten-year-minimum follow-up study[J]. J Bone Joint Surg Am, 99, 2017: 1524－1531.

[38]　Githens M, Yao J, Sox A H, et al. Open reduction and internal fixation versus total elbow arthroplasty for the treatment of geriatric distal humerus fractures: a systematic review and meta-analysis[J]. J Orthop Trauma, 28, 2014: 481-488.

[39]　Schindelar L E, Rondon A J, Ilyas A M. Total elbow arthroplasty versus open reduction and internal fixation for the management of distal humerus fractures in the elderly[J]. Orthopedics, 42, 2019: 22-27.

[40]　Shearin J W, Chapman T R, Miller A, et al. Ulnar nerve management with distal humerus fracture fixation: a meta-analysis[J]. Hand Clin, 34, 2018: 97-103.

[41]　Wiggers J K, Brouwer K M, Helmerhorst G T, et al. Predictors of diagnosis of ulnar neuropathy after surgically treated distal humerus fractures[J]. J Hand Surg Am, 37, 2012: 1168-1172.

[42]　Worden A, Ilyas A M. Ulnar neuropathy following distal humerus fracture fixation[J]. Orthop Clin North Am, 43, 2012: 509-514.

[43]　Foruria A M, Lawrence T M, Augustin S, et al. Heterotopic ossification after surgery for distal humeral fractures[J]. Bone Joint J, 96-B, 2014: 1681-1687.

[44]　Liu J J, Ruan H J, Wang J G, et al. Double-column fixation for type C fractures of the distal humerus in the elderly[J]. J Shoulder Elbow Surg, 18, 2009: 646-651.

[45]　Claessen F M, Braun Y, Peters R M, et al. Plate and screw fixation of bicolumnar distal humerus fractures: factors associated with loosening or breakage of implants or nonunion[J]. J Hand Surg Am, 40, 2015: 2045-2051e2042.

[46]　Jayakumar P, Ring D A. Pitfall in fixation of distal humeral fractures with pre-contoured locking compression plate[J]. Arch Bone Jt Surg, 3, 2015: 130-133.

[47]　Wegmann K. The interference of distal humeral plating with the medial and lateral collateral ligaments of the elbow[J]. Arch Orthop Trauma Surg, 134, 2014: 501-507.

第五章
简单肘关节脱位

肘关节结构精巧复杂，是具有屈伸（0°～140°）和旋转（旋前旋后各约80°）功能的铰链式关节，也是机体最为稳定的大关节之一，但肘关节脱位又较为常见，仅次于肩关节脱位的发生。肘关节由肱尺、肱桡及上尺桡关节共同构成，他们包裹在一个关节囊内，通常临床所谓肘关节脱位是指肱尺关节的脱位。肘关节链接肩关节与腕手，其主要功能是通过屈伸和旋转以控制手的空间位置，一旦功能发生障碍，会影响整个上肢的功能。

一、应用解剖

肘关节的稳定结构由骨性结构和软组织两部分构成。

骨性结构包括肱骨远端关节面与桡骨头和尺骨近端的滑车切迹。其中肱尺关节最为重要，它近似于一个限制性的铰链结构，除了屈伸活动，还存在小幅度的内外翻活动度。滑车和尺骨近端关节面存在近180°的对合关系，尺骨近端半月切迹后倾约30°以匹配肱骨远端的前倾。其中，尺骨冠突在整体肘关节的稳定性中极为重要。肱桡关节、上尺桡关节以及尺桡骨间的骨间膜连接又构造成前臂的旋转活动的解剖基础，除了吸收前臂传导来的轴向应力，还能对抗外翻应力维持关节稳定[1]。

软组织结构包括韧带、关节囊及肘关节周围肌肉，其中又可分为内外侧副韧带及关节囊组成的静力稳定结构，附着于内上髁和外上髁的屈伸肌群、二头肌、肱肌、三头肌等构成肘关节的动力稳定结构。韧带结构在静力稳定结构中尤为重要。外侧韧带复合体（lateral collateral ligament complex, LCLC）包括为桡侧副韧带（radial collateral ligament, RCL）、环状韧带（annular ligament, AL）和外侧尺副韧带（lateral ulnar collateral ligament, LUCL）。其中LUCL最为坚强，有明显的条索结构，起自肱骨外上髁，近似肘关节的旋转轴心处，止于尺骨近端外侧缘的旋后肌嵴，部分纤维束与AL融合。LUCL是对抗后外侧旋转不稳定的主要结构。而 RCL 和 AL 是维持桡骨头稳定的重要结构，其控制桡骨头与肱骨小头和尺骨桡切迹的对合。内侧韧带复合体（medial collateral ligament complex, MCLC）可分为前束、后束和横束，其中后束和横束与关节囊相结合，使关节囊增厚；前束起自内上髁的下部，前下为主。内侧韧带为关节囊增厚部分，但前束可见纤维条索，最为强大，也最为重要，附着于冠突基底的前内侧骨突即为高耸结节。由伸到屈的过程中，其纤维束逐渐被紧张拉伸，在对抗外翻应力时起重要作用。后束则止点范围广，位于旋转轴的后方，除对抗外翻应力外，也有学者认为在肘关节不稳条件下如 LCL 损伤，其切断后明显加大了肱尺关节的移位[2]。而横束的稳定性作用目前尚未证实。关节囊在静力稳定中起多大作用尚有争议。附着于内外上髁屈伸肌群、二头肌、肱肌、三头肌等属于次级稳定结构，能够提供动力稳定机制。当肘关节周围屈伸肌群等保持适当的肌张力时，其本身就是一种促进肱尺关节匹配的动力。

二、损 伤 机 制

大多数肘关节损伤是跌倒时伸手撑地（fall on out-stretch hand, FOOSH）模式，如跌倒后肘关节伸直位手撑地（图 5-1）。肘关节脱位的发生源于其承受轴向外翻应力，同时前臂相对于肱骨远端发生旋后作用力，引发软组织 Horii 环的由外侧到内侧的结构损伤，最终引起肱尺关节脱位[3]。O'driscoll 在系列研究中证实了该损伤机制的发生，又将脱位损伤分为三个阶段：后 LUCL 首先断裂出现外侧旋转不稳；继而其他外侧韧带结构损伤、前后关节囊撕裂而发生冠突内侧缘骑跨于肱骨滑车关节面上；最后内侧副韧带损伤，甚至屈伸肌群完全撕裂，最终出现肱尺关节完全分离[4, 5]。但我们留意到近期发表的研究证实，这种经典的损伤机制无法解释所有简单脱位的发生，甚至有学者认为大多数肘关节脱位首先损伤的是 MCL，即伸直外翻损伤机制（90% 的患者）应该是符合多数病例（图 5-1）[6, 7]。

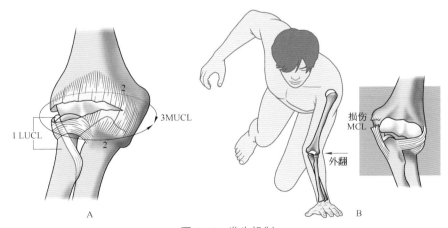

图 5-1　发生机制

A. 经典 Horri 环肘关节脱位损伤机制：损伤起点发生于 LUCL，随着损伤继续，可延伸至内侧，导致 MUCL 损伤。
B. 伸直外翻损伤机制：损伤起自内侧，MUCL 首当其冲发生撕裂，继而产生脱位，甚至累及外侧韧带损伤[7]

而后脱位或后外侧脱位则属于该伸直外翻的损伤机制。少数患者则为后内侧脱位，以外侧韧带损伤为主，而且相对容易出现保守治疗失败，演变为陈旧性不稳的可能性较大[8]。Luokkala T 等提出 MRI 可以帮助鉴别这两种损伤的类型，MRI 除了可显示软组织损伤的状态，通过骨与软骨损伤的特征也可推断出损伤部位是张力还是压应力引发，从而推演出损伤的机制类型[9]。

三、临床表现与辅助检查

　　患者通常有明确的外伤病史，主诉为肘部疼痛及活动不能。简单脱位查体会发现肘部畸形肿胀，弹性固定，触压关节空虚，肘后三角失去正常对应关系，前臂多处于屈曲旋后位，关节活动不能。无论脱位为何种类型，查体时需关注神经血管情况，神经损伤可发生在关节脱位复位后，大多数神经损伤为神经失用症，可逐渐自行缓解，最常累及的神经是尺神经和正中神经，桡神经也偶尔会累及。

　　影像学辅助检查方面，肘关节脱位首先需要一张高质量的 X 线片，由于拍摄时患者体位限制，正侧位片的骨性结构常会重叠，二维影像难以了解损伤状态时，CT 扫描就有必要完成，以确定损伤类型，同时排除可能合并的骨折，有助于做好治疗计划。MRI 检查是否必要存在争议，多数学者认为并非必须，但 MRI 确可帮助认识软组织的损伤部位和严重程度，并可通过骨与软骨的损伤特点（主要为骨挫伤）进一步认识损伤机制和脱位的分类（图 5-2）[9]。

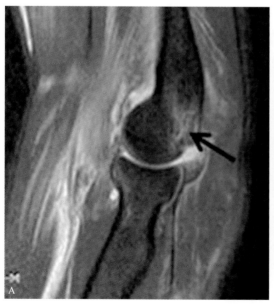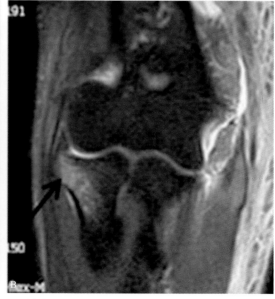

图 5-2　MRI 检查

A. MRI 可以显示骨挫伤（左图黑箭头）；B. MRI 同时可以显示损伤的韧带等软组织结构（右图黑箭头），有助于推断损伤机制及治疗方案的选择

四、分　　型

简单肘关节脱位又可依据脱位发生时间分为急性或陈旧性脱位;依据移位方向又可分为前脱位、后外侧旋转不稳、内翻或外翻不稳等,对于后脱位是否有必要再分为后外侧脱位与后内侧脱位尚有不同意见[10]。后外侧脱位与后内侧脱位可能是后脱位发生后未彻底复位的结果,损伤内容和机制并无区别[5]。但近年有研究显示,后内侧脱位保守治疗更容易失败,导致陈旧性不稳的可能更大,提示后脱位移位方向在损伤机制和治疗上应有所差别[8]。后外侧旋转不稳(PLRI)也常作为损伤状态单独作为不稳的一个类型进行讨论,PLRI 可以是急性脱位保守治疗后残留不稳,也可由医源性损伤引发,比如桡骨头骨折切开复位内固定时剥离了 LUCL 而未修复引起。也有研究认为,LUCL 损伤需要合并其他外侧稳定结构损伤,才能引发肘关节轴移试验阳性的结果,出现肱桡关节半脱位或不稳[11, 12]。

五、治　　疗

简单肘关节脱位绝大多数可采用保守治疗,并取得满意的效果,若闭合复位困难,复位后难以维持稳定则考虑手术治疗。闭合复位后如何判断肘关节稳定是决定继续保守治疗或选择手术治疗的关键。能够获取同心圆复位,屈肘大于 30°～45° 时肘关节有稳定的活动弧是保守治疗成功的保障。一般而言,复位成功后可予短期的制动,如 5～7 天。保守治疗期间建议每周复查 1 次,确认是否仍维持同心圆复位(图 5-3)。3 周后可将复诊时间延至伤后 6 周。一旦复查时发现关节非同心圆复位,需及时干预,改为手术治疗。对于后内侧脱位方向的简单脱位,需要留意手术修复损伤韧带的可能明显高于其他简单脱位类型,产生并发症的概率(包括再次脱位)或不稳风险也相对较高[8]。手术治疗往往可以通过原损伤裂口或 Kocher 入路来探查及修复损伤外侧结构,包括 LCL 和可能损伤的伸肌腱部分,通常损伤发生于肱骨外上髁 LCL 起点处,也有于外侧韧带旋后肌脊的止点处撕裂。可使用锚钉或通过骨隧道技术将损伤结构修复于解剖位置(图 5-4)。修复完毕需观察确认是否已复位确切,若仍存在不稳,则有必要探查及修复内侧结构。术后可予以支具保护6 周。若仍无法获取稳定复位的肘关节,则可予铰链式外固定支架固定等辅助稳定器械[3]。总之,对于肘关节脱位,我们治疗的目的是恢复肱尺关节的对合,获得一个稳定的能够满足早期活动的肘关节[12]。

六、并 发 症

无论是简单肘关节脱位、PLRI,还是各类复杂肘关节脱位,相应的并发症还是较为

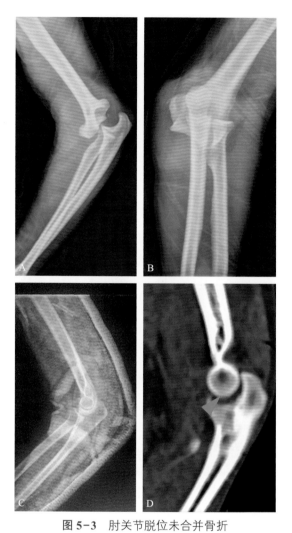

图5-3 肘关节脱位未合并骨折

A、B.肘关节脱位闭合复位后获得同心圆复位；C.石膏固定；D.石膏固定2周拆除后显示肱尺关节间隙略增宽

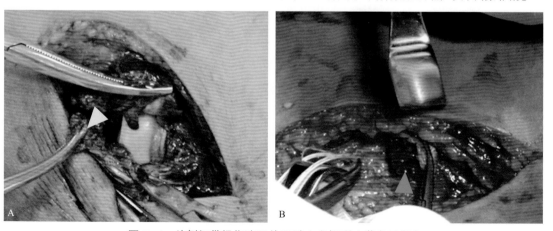

图5-4 外侧韧带损伤连同伸肌腱止点撕脱（黄色三角）

A.沿损伤裂隙暴露的桡骨头；B.内侧韧带损伤的同时合并有旋前圆肌断裂（右图蓝色三角）

常见，最为常见的并发症是肘关节僵硬、持续不稳或再次脱位演变为陈旧性脱位。制动超过 2～3 周就有可能导致关节僵硬。早期可以通过动静态支具、康复训练改善关节活动，若保守治疗失败则可能需要开放或关节镜下行关节松解手术，以恢复肘关节的屈伸旋转活动度。陈旧性肘关节不稳或脱位一旦发生，处理极为棘手，常需要重建和（或）修复重建损伤的韧带结构[13]。异位骨化也是常见并发症之一，肱尺关节脱位、制动时间较长和内外侧韧带损伤等本身就是引发异位骨化的危险因素[14]。切忌康复训练中使用暴力，这不仅会增加患者抗拒，还是康复失败引发异位骨化的重要原因。

七、争议点

就损伤机制而言，O'driscoll 提出的 Horii 环依次自外侧韧带为损伤起点的后外侧旋转损伤的理论广为学者所接受。但近年的临床研究发现，内侧韧带为损伤起点更为常见，即伸直外翻型损伤模式。肘关节后脱位有无必要再分为后内侧脱位和后外侧脱位仍有争议：一方面有学者认为后内侧或后外侧仅仅为脱位后未彻底复位产生前臂位置的变化；另一方面，也有研究证实前臂位置与损伤机制和韧带损伤内容相关，后内侧脱位以外侧韧带损伤为主，因而采用保守治疗更容易失败。

（丁　坚，王秋根）

参 考 文 献

[1] Karbach L E, Elfar J. Elbow instability: anatomy, biomechanics, diagnostic maneuvers, and testing[J]. J Hand Surg Am, 2017, 42(2): 118－126.

[2] McKee M D, Schemitsch E H, Sala M J, et al. The pathoanatomy of lateral ligamentous disruption in complex elbow instability[J]. Journal of Shoulder and Elbow Surgery, 2003, 12(4): 391－396.

[3] Armstrong A. Simple elbow dislocation[J]. Hand Clin, 2015, 31(4): 521－531.

[4] O'Driscoll S W, Morrey B F, Korinek S, et al. Elbow subluxation and dislocation: a spectrum of instability[J]. Clin Orthop Relat Res, 1992, 280: 186－197.

[5] O'Driscoll S W. Classification and evaluation of recurrent instability of the elbow[J]. Clin Orthop Relat Res, 2000, 370: 34－43.

[6] Schreiber J J, Warren R F, Hotchkiss R N, et al. An online video investigation into the mechanism of elbow dislocation[J]. J Hand Surg Am, 2013, 38(3): 488－494.

[7] Schnetzke M, Bergmann M, Wegmann K, et al. Determination of elbow laxity in a sequential soft-tissue injury model: a cadaveric study[J]. J Bone Joint Surg Am, 2018, 100(7): 564－571.

[8] Cho C H, Kim B S, Rhyou I H, et al. Posteromedial elbow dislocations without relevant osseous lesions: clinical characteristics, soft-tissue injury patterns, treatments, and outcomes[J]. J Bone Joint Surg Am, 2018, 100(23): 2066－2072.

[9] Rhyou I H, Kim Y S. New mechanism of the posterior elbow dislocation[J]. Knee Surg Sports Traumatol Arthrosc, 2012, 20(12): 2535－2541.

[10] Marinelli A, Guerra E, Rotini R. Elbow instability: Are we able to classify it? Review of the literature and proposal

of an all-inclusive classification system[J]. Musculoskelet Surg, 2016, 100 (Suppl 1): 61－71.

[11] Fares A, Kusnezov N, Dunn J C. Lateral ulnar collateral ligament reconstruction for posterolateral rotatory instability of the elbow: a systematic review[J]. Hand (N Y), 2020: 1558944720917763.

[12] Dunning C E, Zarzour Z D S, Patterson S D, et al. Ligamentous stabilizers against posterolateral rotatory instability of the elbow[J]. J Bone Joint Surg Am, 2001, 83: 1823－1828.

[13] Hackl M, Leschinger T, Müller L P, et al. Chronische bandinstabilitäten des ellenbogengelenks [Chronic ligamentous instability of the elbow][J]. Orthopade, 2016, 45(10): 809－821.

[14] Wiggers J K, Helmerhorst G T, Brouwer K M, et al. Injury complexity factors predict heterotopic ossification restricting motion after elbow trauma[J]. Clin Orthop Relat Res, 2014, 472(7): 2162－2167.

第六章
桡骨远端骨折

桡骨远端骨折是上肢最常见的关节周围骨折。尽管它作为脆性骨折的典型代表，非常好发于骨质疏松患者人群；但年轻患者由于高能量损伤所导致的骨折同样需要加强重视。从最初相对保守的治疗策略，到当前越来越多地开展手术干预，临床医生总是期望给患者带来更好的治疗效果。然而，治疗桡骨远端骨折的最佳方法依然处于激烈的争议中，随着临床证据的不断增加与修正，新的信息和观点被不断吸纳到更新的治疗决策中。

一、应用解剖

桡骨远端包含了三个重要的关节面。其中两个与腕骨构成关节，即桡月关节、桡舟关节；另一个是桡骨的乙状切迹与尺骨远端构成的下尺桡关节。这三个关节的周围均有强韧的韧带相连接，以保障其在运动和负重状态下在各方向上的稳定。韧带断裂使得从腕骨到桡骨或从桡骨到尺骨的负荷传导受到干扰，从而可能出现关节不稳或非生理应力，导致软骨退化。舟状骨窝呈三角形，其顶端指向桡骨茎突，仅由一个小脊将其与较小的月骨窝分开，因此，该处的稳定性较多地依赖于功能完好的舟月韧带。与桡腕关节相比，下尺桡关节是一个独立的关节。在下尺桡关节中，三角纤维软骨复合体（triangular fibrocartilage complex, TFCC）和尺三角骨韧带对关节的稳定性极其重要。其中，TFCC 负重传导尺腕关节的轴向应力，吸收部分负荷，对腕关节尺侧部提供支持，并维持下尺桡关节的旋转稳定性。腕关节对于韧带的部分损伤具有一定的耐受性，因此，尽管韧带损伤在桡骨骨折中很常见，但症状通常不明显。然而，韧带完全断裂将会导致疼痛性关节不稳定及骨关节炎。

桡骨远端在分水岭以远，容纳了腕关节掌侧各主要韧带的起点，如桡侧侧副韧带、桡骨头状骨韧带、桡骨三角骨韧带等。桡骨舟月韧带在临床上非常重要，附丽于舟状骨窝与月骨窝边缘的 Testut 结节，阻止腕骨前脱位。在分水岭的近端，桡骨远端的掌侧面非常平整，覆以旋前方肌，并且此区域内掌侧皮质的厚度显著优于背侧，这为钢板植入提供了理想的环境。

在桡骨远端的背侧，Lister 结节向上凸起，对伸肌腱起到支撑和稳定作用。背侧肌腱紧贴骨面，因此，掌侧钢板的螺钉如果穿出背侧皮质，将可能造成相应的肌腱损伤。桡骨远端骨折时，背侧骨块常常比掌侧更为粉碎。理论上，重建解剖结构对于恢复腕关节功能至关重要，但却没有临床证据支持将解剖复位作为疗效更佳的预测因素。较小的移位，如背侧轻度压缩、背侧关节面出现些微台阶似乎也可被容忍，依然能获得较好的治疗效果。

二、流行病学与损伤机制

桡骨远端骨折非常常见，其年发生率为（20～40）/10 000，约占骨科急诊处理骨折的 1/6；其中，绝经后女性的年发生率更高，高达（60～120）/10 000[1]。整体而言，女性发生率约为男性的 4 倍；但年轻群体中，无性别差异。

高能量损伤的直接暴力可致桡骨远端骨折，多发生于年轻患者。此时，骨折多表现为关节内粉碎性骨折，更易累及舟月韧带等重要的韧带结构，肢体软组织损伤更明显，甚至表现为开放性骨折。临床特点有异于老年患者。

随着年龄的增长，桡骨远端骨折的发生率增加，且表现为脆性骨折的特点，多为间接暴力所引起。如跌倒时肘部伸展、前臂旋前、腕关节背伸、手掌撑地，则可能发生 Colles 骨折。此时，桡骨远端掌面的骨皮质在张力作用下发生断裂，而背侧受压力作用，发生骨松质的嵌插和粉碎。如跌倒时腕背着地、腕关节急骤掌曲，或手掌伸展、前臂旋后位着地，则可能出现远折段连同腕骨向掌侧移位，移位方式与 Colles 骨折相反，称为"Smith 骨折"。如摔倒时，腕背伸而前臂旋前，且腕骨冲击背侧关节面，则可能造成关节面的背侧骨折，称为"Barton 背侧缘骨折"。相反，如手背着地，腕骨冲击掌侧关节面的边缘，则可能造成关节面的掌侧骨折，称为"Barton 掌侧缘骨折"。掌侧缘骨折块常常较背侧缘骨块为小，有时甚至仅仅为薄薄一层，不易被发现，称为"边缘型骨折"。边缘型骨折尽管骨块小，但对腕关节稳定性破坏极大，腕骨常随之半脱位。

桡骨远端骨折可合并下尺桡关节损伤。下尺桡关节的稳定性，由下尺桡掌侧韧带、下尺桡背侧韧带、三角纤维软骨盘（TFCC），以及它们所附着的尺骨茎突基底部所维持。跌倒时，腕关节桡偏或合并背曲、旋转的应力，可造成此类损伤。

三、临床表现与辅助检查

患者通常有明确的外伤病史，主诉为腕关节疼痛及活动不能，简单查体会发现腕关节肿胀、压痛，可及骨擦感、反常活动，典型患者出现餐叉样畸形、刺刀样畸形。需注意的是，腕部神经损伤可发生在骨折发生后。由于骨折畸形而引起的腕管压迫，可出现正中神经受压症状。当尺管受压时，亦可出现尺神经症状，此类神经损伤多为感觉障碍，及早纠正畸形有利于神经功能的恢复。

影像学辅助检查方面，桡骨远端骨折首先需要一张高质量的腕关节正、侧位 X 线片。读片时，将骨折移位的特征与患者的受伤机制进行相互印证，注意观察是否同时合并下尺桡关节损伤及腕骨骨折。必要时，加拍蝶位 X 线片等其他体位，避免漏诊。在制订治疗决策前，CT 扫描有助于更细致地了解骨折的移位情况，发现关节面 Die-puch 压缩损伤，这对于确定损伤类型，与患者沟通治疗计划很有裨益。MRI 检查是否必要存在争议，多数学者认为并非必须；但 MRI 确可帮助认识软组织的损伤部位和严重程度，特别是对于怀疑合并严重腕关节韧带损伤、TFCC 损伤的病例具有诊断价值。

四、分　型

一个良好的骨折分型系统应能够体现不同类型的损伤特点与程度、指导治疗方案的制订、预示其预后。近年来，随着人们对骨折病理生理学认识的加深以及新的检测技术的成熟，制订新的分型系统显得越来越有必要。在桡骨远端骨折的诊断中，三维 CT、MRI 检查被越来越多地应用于复杂病例的评估中，但当前常用的分型系统依然基于传统的影像学检查技术。常用分型方法有 Gartland & Werley 分型、Frykman 分型、AO 分型、Melone 分型及 Fernandez 分型 5 个系统（图 6-1～图 6-5），在临床应用方面，他们各有侧重、有利有弊。但是，研究显示 [2]，这些分型系统的信度、观察者间一致性都不高，治疗结果与分型之间未能显示出较好的相关性。

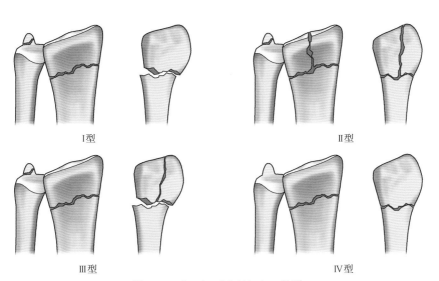

I型　　　　II型

III型　　　　IV型

图 6-1　Gartland & Werley 分型

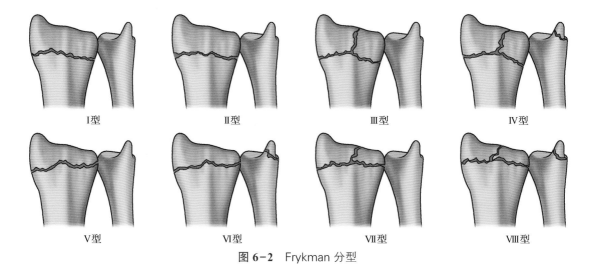

I型   II型   III型   IV型

V型   VI型   VII型   VIII型

图 6-2 Frykman 分型

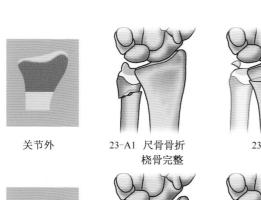
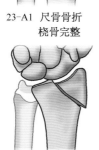
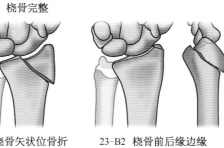
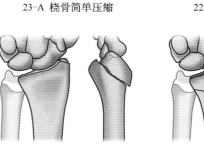
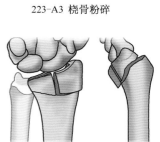

关节外   23-A1 尺骨骨折
桡骨完整   23-A 桡骨简单压缩   223-A3 桡骨粉碎

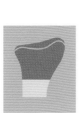
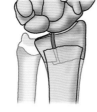
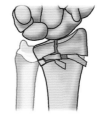
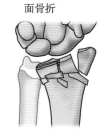

部分关节内   23-B1 桡骨矢状位骨折   23-B2 桡骨前后缘边缘   23-B3 桡骨掌侧冠状
面骨折

关节内   23-C1 桡骨关节面干
骺端均简单   23-C2 桡骨关节面简
单干骺端粉碎   23-C3 桡骨完全粉碎

图 6-3 AO 分型

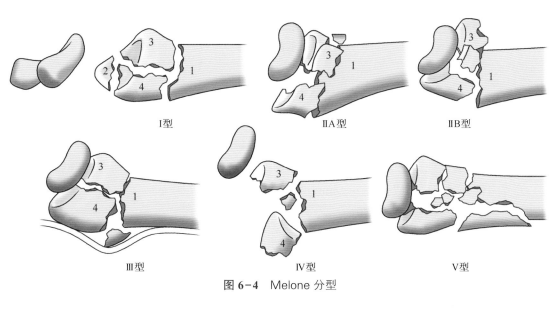

I型 IIA型 IIB型

III型 IV型 V型

图 6-4 Melone 分型

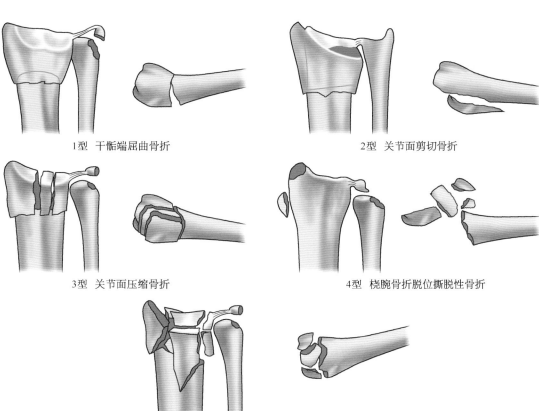

1型 干骺端屈曲骨折 2型 关节面剪切骨折

3型 关节面压缩骨折 4型 桡腕骨折脱位撕脱性骨折

5型 与高速损伤相关

图 6-5 Fernandez 分型

五、治　疗

桡骨远端骨折的治疗目标是恢复患者腕关节的功能。稳定的桡骨远端骨折多可以采用保守治疗，而不稳定的桡骨远端骨折则需要手术。根据美国矫形外科学会（American Academy of Orthopaedic Surgery, AAOS）发布的《桡骨远端骨折治疗临床指南》[3]，桡骨远端骨折手术适应证为：① 手法复位后桡骨短缩＞3 mm；② 关节面向背侧倾斜＞10°；③ 关节内骨折明显移位或台阶＞2 mm。

（一）保守治疗

尽管手术治疗似乎已成为桡骨远端骨折治疗的时尚选项，但保守治疗仍具有相当重要的价值。无移位，或虽有移位但可以复位、且复位后能够保持稳定的骨折应当采取保守治疗。Egol 等[4]通过随机对照研究证实，尽管术后 6 个月手术组较保守治疗组背伸功能恢复好，但术后 1 年两组腕关节功能已无显著差异。Arora 等[5]报道，术后随访 12 个月时，保守治疗与掌侧锁定板内固定治疗组相比，腕关节等活动范围、疼痛程度及 DASH（disability of arm, shoulder and hand）评分并没有显著差别，而手术组反而并发症显著增加。Lutz 等[6]也证实，老年桡骨远端采取手术治疗的并发症显著高于保守治疗组。

保守治疗包括闭合复位、石膏、夹板或支具外固定。通过 3～4 周短期制动固定后，尽早地开始功能锻炼，可以使绝大多数此类患者获得令人满意的疗效。习惯上，手法复位在 1% 利多卡因血肿内麻醉下进行。但近期 Lior Koren 等[7]报道的一项纳入了 240 例保守治疗病例的对照研究发现，应用镇静剂与使用血肿内麻醉相比，前者更有利于获得高质量的复位，尤其是更能恢复良好的掌倾角与尺偏角。该文建议，对于计划采取保守治疗的患者，应在镇静治疗下进行手法复位。对于下尺桡关节稳定的关节外骨折而言，短臂石膏托可以维持良好的稳定性。Okamura、Aldo 等[8]通过前瞻性随机对照研究证实，长臂托并不能进一步提高对复位的维持力；另外，采取保守治疗时，解剖参数的维持与患者的最终功能评分没有明显的相关性。基于 3D 打印技术的个体化支具是桡骨远端骨折复位后的新型固定材料。根据最近的一项临床报告[9]，个体化定制的 3D 打印支具在维持良好复位的同时，具有轻便、舒适的优势；问卷调查显示，其与传统石膏相比更易被患者所接受。然而，该项研究纳入患者过少，其应用价值尚有待进一步评价。

（二）手术治疗

掌侧锁定钢板是手术治疗老年人桡骨远端骨折的首选，术后可以即刻活动，术后没有必要再使用石膏或夹板固定[10]。为进一步提高掌侧锁定钢板的固定效果，文献中对螺钉的种类、长度、数量、排布及钢板设计的改进都进行了热烈的探讨。荟萃分析认为[11]，光杆钉（pegs）相较于螺纹钉（screws）抗扭转能力不足，仅为后者的 17%；75% 长度单皮质固定与 100% 长度单皮质固定在抗轴向应力方面稳定性没有差异（抗扭转能力未检测），因此螺钉的长度可以略短以避免激惹对侧肌腱。远端骨块以 4 枚螺钉固定可以提供较好的稳定性，增加至 7 枚螺钉稳定性并无显著提升。螺钉双排排布、交叉排布对于稳定固定更为有利；万向锁定钢板固定的稳定性优于固定锁定钢板。

髓内钉可以作为关节外骨折或简单关节内骨折的内固定选择，但不适合于 AO B2、B3 及 C 型等相对复杂的病例 [12]。针对骨质疏松患者，髓内钉的直径需较粗。Harreld 等 [13] 证实髓内钉治疗关节外桡骨远端骨折可以取得好的临床疗效；但 Vlcek 等 [14] 发现，髓内钉并未取得较掌侧锁定板更好的临床结果。对于过于粉碎的患者或老年多发伤患者，可以选择背侧牵引钢板作为内置的外固定支架 [15]。这种方法可以允许早期受力，便于护理；但存在手指僵硬、背侧肌腱激惹等并发症可能。Richard 等 [16] 报道了 33 例采用牵引钢板治疗骨质疏松性桡骨远端粉碎性骨折的病例，疗效优异。Bouvet 等 [17] 证实牵引钢板对粉碎性骨折效果良好，且回避了外固定支架相关的钉道松动及感染的问题，但需要手术取出钢板。对于关节面无法复位和重建的老年患者，半腕关节置换是一种可行的方案 [18]，但争议仍较大。人工腕关节置换可实现关节早期活动，新一代的假体已能模拟正常腕关节的运动力学，能提供更好的软组织平衡，但该方法尚缺少长期随访资料。

对于年轻患者，腕关节镜辅助技术显示出一定的优越性。其优点在于：① 能够直视下准确评估关节面的平整性。② 识别和处理合并损伤，特别是重要的韧带损伤、三角软骨损伤等。这对于运动活力更大、腕关节功能需求更高的年轻患者而言很有说服力，理论上被认为能够提高患者的满意度 [19]。Christiaens N 等 [20] 通过回顾分析 40 例病例证实，腕关节镜技术在复位桡骨远端关节内骨折的效果优于 X 线透视下复位。Abe 等 [21] 报道了 205 例采用掌侧锁定钢板联合关节镜复位技术治疗桡骨远端骨折，术后临床疗效优良。Yamazaki H 等 [22] 通过随机对照研究证实，桡骨远端骨折合并韧带损伤的情况非常常见，超过 50% 的病例合并 TFCC 损伤，约 30% 的病例合并舟月韧带损伤。但另一方面，目前并没有充分的证据能够证明，这些损伤如果不做额外的手术处理必然会引发远期的不良症状。并且，至今仍没有高等级的证据能够支持使用了腕关节镜辅助技术可进一步提高年轻患者的术后功能 [23]。近期一项包含 10 107 例的多中心临床研究 [24] 表明，腕关节镜辅助技术的安全性极好，并发症主要包括肌腱损伤与神经损伤，发生率很低，且与经验年限相关，分水岭为 5 年。

（三）加速康复外科理念

加速康复外科（enhanced recovery after surgery, ERAS）旨在通过采用有循证医学证据的围手术期一系列优化处理措施，减少手术患者生理和心理应激，以达到从疾患和手术应激状态快速恢复 [25]。ERAS 理念在各外科分支广泛开展，桡骨远端骨折概不例外。

2019 年 2 月，中国医疗保健国际交流促进会加速康复外科学分会创伤骨科学组发布专家共识[26]，系统阐述了术前、术中、术后的一系列 ERAS 临床路径。近期，基于 ERAS 理念的新实践不断涌现。一是 WALANT 技术（wide-awake local anesthesia no tourniquet, WALANT）[27, 28]，该方法是在清醒的局麻下进行手术，不使用止血带，不使用镇静剂，医患可在术中实时进行互动。该方法可简化术前准备，术后恢复快、副作用小。二是经皮小切口手术技术，该技术通过掌侧 1.5 cm 左右的小切口插入钢板，闭合复位、经皮固定[29]。该方法手术微创、伤口美观、恢复迅速。Zhang 等[30] 通过对照研究认为经皮小切口手术安全、有效，不但外观美观且前臂的旋前功能更佳。Maxence 等[31] 比较经皮小切口钢板固定与经皮髓内钉手术，认为对于不稳定的关节外骨折而言，前者的临床结果更好。Chloe 等[32] 比较了纵行与横行两种经皮小切口的方式，认为纵行小切口更迷你，且疗效更好。三是术后康复锻炼的新理念。一项多中心的随机对照研究[33] 显示，桡骨远端骨折手术治疗后，专门的康复治疗师并非必要，鼓励患者尽早地恢复日常生活活动即可收到良好的康复疗效；比关节功能康复指导更加重要的是，患者需要专门接受防摔倒的知识、技能及生活习惯的教育与培训。

（四）对并发症的认识和处理

2019 年，Kevin C 等[34] 在 JAMA 发表来自美国、加拿大、新加坡 3 个国家 24 家医疗单位协作的 WRIST 随机临床研究结果。结果显示，不同的治疗方法所产生的并发症类型不同；总体而言，内固定治疗的并发症发生率显著低于保守治疗或外固定治疗。对于内固定手术治疗而言，最常见的并发症是神经卡压，特别是正中神经卡压及腕管综合征，发生率达到 12%；对于外固定手术治疗而言，最常见的并发症是钉道感染，发生率可高达16%；对于保守治疗而言，最常见的并发症是畸形愈合，发生率高达 35%，同时，正中神经卡压的发生率也高达 25%。因此，在协助患者做出治疗决策时，应该充分地向患者沟通以上这些内容。

掌侧钢板内固定手术相关的并发症中，外伤所致的正中神经挫伤与急性腕管综合征均会引起正中神经症状，需要进行鉴别[35]。前者可通过复位解除压迫、中立位固定；后者进行性加重需要紧急切开减压。肌腱损伤尽管发生率并不高（0～4%），但很受重视，因为它是最常见的需要取出钢板的并发症。背侧伸肌腱损伤可能是由于螺钉过长或背侧粉碎的骨块形成骨刺导致其磨损断裂，掌侧屈肌腱断裂则与钢板磨损密切相关。在 X 线侧位片或CT 断层扫描上可通过测量钢板 - 掌侧边缘距离（PVR）以及钢板 - 关键线距离（PCL）来描述钢板的突起程度[36]。该测量值与掌侧肌腱激惹及断裂密切相关。通过 B 超来动态观察掌侧肌腱的磨损情况是更直观的有效方法[37]，同时该方法还能双侧对照，以更敏感地发现肌腱损伤及旋前方肌等周围结构的适应性变化[38]。保留或修复旋前方肌被认为能对屈肌腱起到较好的保护作用[39]。最近，Hui-KuangHuang 等[40] 提出，当旋前方肌无法完全修复时，采取将其部分劈开的技术，以覆盖掌侧钢板的远端部分，从而保护屈肌腱不受磨损。尽管如此，随机对照研究[41]的结果并未支持修复旋前方肌能够减少屈肌腱断裂的发生率。Chun[42]等报道不同治疗方法治疗桡骨远端骨折后的肌腱粘连发病率，掌侧钢板治疗组为7.7%（5/65）、外固定治疗组为4.8%（3/62）、克氏针治疗组为7.1%（4/56）、石膏治疗组为5.8%（6/104）。肌腱防粘连膜研究中，Cai 等[43]创建的防粘连屏障具有金属蛋白酶-2 响应性单向释放抗粘连药物的作用，精确靶向抑制胶原分泌和成纤维细胞增殖，具有较好的临床应用前景。

边缘型骨折术后极容易出现腕关节不稳或半脱位[44]。这类骨折的治疗需要注意使用能够有效固定桡骨极远端的特殊内固定系统，恢复月骨窝关节面的高度与平整性，并对边缘骨块进行辅助固定、缝合修复短桡月韧带，必要时可辅助外固定支架联合固定[45]。对于畸形愈合的病例，数字骨科相关技术具有极大的应用价值。术前，通过计算机手术虚拟规划，可以模拟截骨与复位固定的方案[46]。通过 3D 打印，可以获得骨块模型及截骨导板，以利于手术顺利实施[47]。

六、争 议 点

目前，对于桡骨远端骨折的治疗尚无足够证据表明何种方法最佳，不同类型的治疗选择争议不小，存在许多未解决的问题。完美的解剖复位是否必要？完全的腕关节功能恢复是否真正可期？在愈合过程中，些微的对位不良是否能够容忍？桡骨远端骨折治疗的最终结果又究竟该怎样全面、客观地评估和测量？这些问题依然困扰临床实践。

治疗方案的优选，最终靠科学设计的对照研究解决，这离不开敏感而又能准确地反映真实差别的测量工具。骨折复位的质量可以作为敏感且易于度量的评价工具，但它并不直接代表患者的功能状况。腕关节疼痛视觉模拟评分（VAS）、关节活动度、握力水平常常被用作补充评价指标。目前，临床上常用 Gartland & Werley 腕关节功能评分、Mayo 腕关节功能评分、Cooney 腕关节功能评分等评价工具均由医生进行评价，极有可能对患者的主观感受考虑不足。近年来，在评估治疗效果时，引入基于患者报告的评价工具成为风尚。常见患者报告的评价工具（patient-reported outcome measure, PROM）有 DASH 评分（包括其简化版）、PRWE（patient-rated wrist evaluation）评分、Wrightington 腕关节评分，以及通用的 SF-36 量表及欧洲生命质量五维量表（EuroQol-5D）等[48]。

桡骨远端骨折治疗后的患者应该选择什么样的工具进行疗效评价，目前尚无一致意见。因此，对评价工具的评价成为近年来不少学者关注的热点。从信度、效度及敏感性的角度看，研究证实，对于腕部创伤患者而言，DASH 评分及 PRWE 评分优于其他工具[49]。特别是研究群体患者时，这两种工具的敏感性会随着样本量的扩大而增加[50]。Joy C 等[51]进一步比较这两种工具，以标准化反应平均值（standardized response means, SRM）来评价二者的反应性，认为 PRWE 更有效率。

不同的测量工具得出完全不同的临床证据。L Raudasoja 等 [52] 通过长期随访（6.5年），利用 DASH 评分和 PRWE 评分来评价影像学参数与功能恢复的关系。结果发现，如果以 DASH 评分为评价工具，桡骨高度与评分结果呈显著相关，而关节面台阶及掌倾角与功能评分无关；如果以 PRWE 评分来评价，则桡骨高度、关节面台阶均与功能评分显著相关，但掌倾角与评分无相关性。而 Roderick H 等 [53] 以 PRWE 评分为工具，通过长期随访发现，手术治疗对桡骨远端骨折 AO 分型为 B 型的患者更有意义，其 PRWE 评分显著高于保守治疗组；而对于 A 型及 C 型患者，两种治疗方法并无差别。

（林　健，王秋根）

参 考 文 献

［1］ Brogren E, Petranek M, Atroshi I. Incidence and characteristics of distal radius fractures in a southern Swedish region[J]. BMC Musculoskelet Disord, 2007, 8: 48.

［2］ Flinkkila T, Raatikainen T, Hamalainen M. AO and Frykman's classifications of Colles'fracture. No prognostic value in 652 patients evaluated after 5 years[J]. Acta Orthop Scand, 1998, 69(1): 77−81.

［3］ Aaos. The treatment of distal radius fractures guideline and evidence report[S]. 2009.

［4］ Egol K A, Walsh M, Romo-Cardoso S, et al. Distal radial fractures in the elderly: Operative compared with nonoperative treatment[J]. J Bone Jt Surg-Ser A, 2010. doi: 10.2106/JBJS.I.00968.

［5］ Arora R, Lutz M, Deml C, et al. A prospective randomized trial comparing nonoperative treatment with volar locking plate fixation for displaced and unstable distal radial fractures in patients sixty-five years of age and older[J]. J Bone Jt Surg-Ser A, 2011, doi: 10.2106/JBJS.J.01597.

［6］ Lutz K, Yeoh K M, Macdermid J C, et al. Complications associated with operative versus nonsurgical treatment of distal radius fractures in patients aged 65 years and older[J]. J Hand Surg Am, 2014. doi: 10.1016/j.jhsa.2014.04.018.

［7］ Koren L, Ginesin E, Elias S, et al. The radiographic quality of distal radius fracture reduction using sedation versus hematoma block[J]. Plast Surg, 2018. doi: 10.1177/2292550317740689.

［8］ Okamura A, De Mendonça G M, Raduan Neto J, et al. Above-versus below-elbow casting for conservative treatment of distal radius fractures: A randomized controlled trial and study protocol[J]. BMC Musculoskelet Disord. 2018. doi: 10.1186/s12891−018−2007−9.

［9］ Chen Y−J, Lin H, Zhang X, et al. Application of 3D−printed and patient-specific cast for the treatment of distal radius fractures: initial experience[J]. 3D Print Med, 2017. doi: 10.1186/s41205−017−0019−y.

［10］ Duprat A, Diaz J, Vernet P, et al. Volar locking plate fixation of distal radius fractures: Splint versus immediate mobilization[J]. J Wrist Surg, 2018. doi: 10.1055/s-0037−1620271.

［11］ Ramavath A, Howard N, Lipscombe S. Biomechanical considerations for strategies to improve outcomes following volar plating of distal radius fractures[J]. J Orthop, 2019. doi: 10.1016/j.jor.2019.04.006.

［12］ Ilyas A M. Intramedullary fixation of distal radius fractures[J]. J Hand Surg Am, 2009. doi: 10.1016/j.jhsa.2008.11.019.

［13］ Harreld K, Li Z. Intramedullary fixation of distal radius fractures[J]. Hand Clin, 2010. doi: 10.1016/j.hcl.2010.04.009.

［14］ Vlček M, Jaganjac E, Pech J, et al. Is minimally invasive application by intramedullary osteosynthesis in comparison with volar plating real benefit in the treatment of distal radius fractures?[J]. Bosn J Basic Med Sci,

2014. doi: 10.17305/bjbms.2014.2268.

[15] Obert L, Loisel F, Jardin E, et al. High-energy injuries of the wrist[J]. Orthop Traumatol Surg Res, 2016. doi: 10.1016/j.otsr.2015.05.009.

[16] Richard M J, Katolik L I, Hanel D P, et al. Distraction plating for the treatment of highly comminuted distal radius fractures in elderly patients[J]. J Hand Surg Am, 2012. doi: 10.1016/j.jhsa.2012.02.034.

[17] Bouvet C, Steiger C, Smet A, et al. Treatment of highly comminuted distal radius fractures with temporary distraction plate[J]. Hand Microsurg, 2017. doi: 10.5455/handmicrosurg.238203.

[18] Herzberg G, Walch A, Burnier M. Wrist hemiarthroplasty for irreparable DRF in the elderly[J]. Eur J Orthop Surg Traumatol, 2018. doi: 10.1007/s00590−018−2228−5.

[19] Ardouin L, Durand A, Gay A, et al. Why do we use arthroscopy for distal radius fractures?[J]. Eur J Orthop Surg Traumatol, 2018. doi: 10.1007/s00590−018−2263−2.

[20] Christiaens N, Nedellec G, Guerre E, et al. Contribution of arthroscopy to the treatment of intraarticular fracture of the distal radius: Retrospective study of 40 cases[J]. Hand Surg Rehabil, 2017. doi: 10.1016/j.hansur.2017.03.003.

[21] Abe Y. Plate presetting and arthroscopic reduction technique (PART) for treatment of distal radius fractures[J]. Handchirurgie Mikrochirurgie Plast Chir, 2014. doi: 10.1055/s−0034−1387705.

[22] Yamazaki H, Uchiyama S, Komatsu M, et al. Arthroscopic assistance does not improve the functional or radiographic outcome of unstable intra-articular distal radial fractures treated with a volar locking plate: A randomised controlled trial[J]. Bone Jt J, 2015. doi: 10.1302/0301−620X.97B7.35354.

[23] Gay A M, Samson P, Legré R. Complete intra-articular distal radius fractures in young active patients[J]. Hand Surg Rehabil, 2016. doi: 10.1016/j.hansur.2016.09.007.

[24] Leclercq C, Mathoulin C. Complications of wrist arthroscopy: A multicenter study based on 10, 107 arthroscopies[J]. J Wrist Surg, 2016. doi: 10.1055/s−0036−1584163.

[25] Bloomstone J A, Loftus T, Hutchison R. ERAS[J]. Anesth Analg, 2015; 120(1): 256. doi: 10.1213/ane.0000000000000503.

[26] 白求恩公益基金会创伤骨科专业委员，中国医疗保健国际交流促进会加速康复外科学分会创伤骨科学组. 加速康复外科理念下桡骨远端骨折诊疗方案优化的专家共识［J］. 中华创伤骨科杂志，2019，21（2）：93−101. doi: 10.3760/cma.j.issn.1671−7600.2019.02.001.

[27] Huang Y C, Hsu C J, Renn J H, et al. WALANT for distal radius fracture: open reduction with plating fixation via wide-awake local anesthesia with no tourniquet[J]. J Orthop Surg Res, 2018. doi: 10.1186/s13018−018−0903−1.

[28] Ahmad A A, Yi L M, Ahmad A R. Plating of distal radius fracture using the wide-awake anesthesia technique[J]. J Hand Surg Am, 2018. doi: 10.1016/j.jhsa.2018.03.033.

[29] Zemirline A, Taleb C, Naito K, et al. Distal radius fracture fixation with a volar locking plate and endoscopic carpal tunnel release using a single 15 mm approach: Feasibility study[J]. Hand Surg Rehabil, 2018. doi: 10.1016/j.hansur.2018.03.006.

[30] Zhang X, Huang X, Shao X, et al. A comparison of minimally invasive approach vs conventional approach for volar plating of distal radial fractures[J]. Acta Orthop Traumatol Turc, 2017. doi: 10.1016/j.aott.2017.02.013.

[31] Thomas M, Hidalgo Diaz J J, Prunières G, et al. Minimally invasive internal fixation for extra-articular distal radius fracture: Comparison between volar plate and intramedullary nail[J]. Orthop Traumatol Surg Res, 2019. doi: 10.1016/j.otsr.2018.10.013.

[32] Galmiche C, Rodríguez G, Xavier F, et al. Minimally invasive plate osteosynthesis for extra-articular distal radius fracture in postmenopausal women: Longitudinal versus transverse incision[J]. J Wrist Surg, 2019. doi: 10.1055/s−0038−1667305.

[33] Chung K C, Malay S, Shauver M J. The relationship between hand therapy and long-term outcomes after distal radius fracture in older adults: Evidence from the randomized wrist and radius injury surgical trial[J]. Plast Reconstr Surg, 2019. doi: 10.1097/PRS.0000000000005829.

[34] Chung K C, Malay S, Shauver M J, et al. Assessment of distal radius fracture complications among adults 60 years or older[J]. JAMA Netw Open, 2019. doi: 10.1001/jamanetworkopen.2018.7053.

[35] Alter T H, Ilyas A M. Complications associated with volar locking plate fixation of distal radial fractures[J]. JBJS Rev, 2018. doi: 10.2106/JBJS.RVW.18.00004.

[36] Tokutake K, Iwatsuki K, Tatebe M, et al. Usefulness of CT-based measurement of volar prominence for evaluation of risk of flexor tendon injury following fixation of a distal radius fracture[J]. J Orthop Sci, 2019. doi: 10.1016/j.jos.2018.08.021.

[37] Kadoma C, Takahara M, Maruyama M, et al. Ultrasonographic assessment of the flexor pollicis longus tendon after plate fixation[J]. Orthopedics, 2017. doi: 10.3928/01477447-20161017-01.

[38] Nanno M, Kodera N, Tomori Y, et al. Ultrasonographic movement of the flexor pollicis longus tendon before and after removal of a volar plate for the distal radius fracture[J]. J Orthop Surg, 2018. doi: 10.1177/2309499018760131.

[39] Ahsan Z S, Yao J. The importance of pronator quadratus repair in the treatment of distal radius fractures with volar plating[J]. Hand, 2012. doi: 10.1007/s11552-012-9420-6.

[40] Huang H K, Wang J P, Chang M C. Repair of pronator quadratus with partial muscle split and distal transfer for volar plating of distal radius fractures[J]. J Hand Surg Am, 2017. doi: 10.1016/j.jhsa.2017.08.018.

[41] Mulders M A M, Walenkamp M M J, Bos F J M E, et al. Repair of the pronator quadratus after volar plate fixation in distal radius fractures: a systematic review[J]. Strateg Trauma Limb Reconstr, 2017. doi: 10.1007/s11751-017-0288-4.

[42] Chung K C, Malay S, Shauver M L, et al. Assessment of distal radius fracture complications among adults 60 years or older: a secondary analysis of the WRIST randomized clinical trial[J]. JAMA Netw Open, 2019, 2(1): e187053.

[43] Cai C, Wang W, Liang J, et al. MMP-2 responsive unidirectional hydrogel-electrospun patch loading TGF-β1 siRNA polyplexes for peritendinous anti-adhesion[J]. Adv. Funct. Mater, 2021, 31: 2008364.

[44] Beck J D, Harness N G, Spencer H T. Volar plate fixation failure for volar shearing distal radius fractures with small lunate facet fragments[J]. J Hand Surg Am, 2014. doi: 10.1016/j.jhsa.2014.01.006.

[45] Kachooei A, Tarabochia M, Jupiter J. Distal radius volar rim fracture fixation using DePuy-Synthes volar rim plate[J]. J Wrist Surg, 2016. doi: 10.1055/s-0035-1570740.

[46] Evans B T, Jupiter J B. Best approaches in distal radius fracture malunions[J]. Curr Rev Musculoskelet Med, 2019. doi: 10.1007/s12178-019-09540-y.

[47] Honigmann P, Thieringer F, Steiger R, et al. A simple 3-dimensional printed aid for a corrective palmar opening wedge osteotomy of the distal radius[J]. J Hand Surg Am, 2016. doi: 10.1016/j.jhsa.2015.12.022.

[48] Changulani M, Okonkwo U, Keswani T, et al. Outcome evaluation measures for wrist and hand — Which one to choose?[J]. Int Orthop, 2008. doi: 10.1007/s00264-007-0368-z.

[49] Dacombe P J, Amirfeyz R, Davis T. Patient-reported outcome measures for hand and wrist trauma: Is there sufficient evidence of reliability, validity, and responsiveness?[J]. Hand, 2016. doi: 10.1177/1558944715614855.

[50] Kleinlugtenbelt Y V, Krol R G, Bhandari M, et al. Are the patient-rated wrist evaluation (PRWE)and the Disabilities of the Arm, Shoulder and Hand (DASH) questionnaire used in distal radial fractures truly valid and reliable?[J]. Bone Jt Res, 2018. doi: 10.1302/2046-3758.71.BJR-2017-0081.R1.

[51] MacDermid J C, Tottenham V. Responsiveness of the disability of the arm, shoulder, and hand (DASH) and patient-rated wrist/hand evaluation (PRWHE) in evaluating change after hand therapy[J]. J Hand Ther, 2004. doi:10.1197/j.jht.2003.10.003.

[52] Raudasoja L, Vastamäki H, Raatikainen T. The importance of radiological results in distal radius fracture operations: Functional outcome after long-term (6.5 years) follow-up[J]. SAGE Open Med, 2018. doi: 10.1177/2050312118776578.

[53] van Leerdam R H, Huizing F, Termaat F, et al. Patient-reported outcomes after a distal radius fracture in adults: a 3-4 years follow-up[J]. Acta Orthop, 2019. doi: 10.1080/17453674.2019.1568098.

第七章
骨盆骨折

随着社会经济的快速发展，严重交通事故、高坠伤及工伤事故等高能量创伤的发生日益增多，其中骨盆骨折的发生率呈现逐渐增高的态势。骨盆骨折在交通创伤常见致死原因中居于第 3 位[1]。骨盆骨折属于高能量损伤中较严重的类型，占全身骨折的 0.3% ～ 6%，其导致的死亡率和致残率也很高。Sathy 等[2]通过临床大样本量的病例分析发现多发伤患者若合并骨盆骨折会使死亡率显著增高。骨盆骨折的治疗目前仍是创伤骨科中极富挑战性的重点及难点问题[3]。尽管对不同类型骨盆骨折的治疗尚存争议[4]，但在受伤早期进行骨盆骨折的复位和固定已成为多数学者的共识。

一、应 用 解 剖

（一）骨盆前环

骨盆前环由两侧的耻骨支通过中间的纤维软骨盘连接而成。耻骨联合前上方是由致密纤维组织形成的韧带，并与纤维软骨交织在一起；而在耻骨联合下方，则通过弓状韧带再次加强耻骨联合的稳定性。耻骨联合发挥了避免骨盆环塌陷以及调节骨盆容积变化的作用，此外，它可以对抗人体在负重时产生的向两侧的分离应力及剪切力[5]。相比人体主要承重的骨盆后环结构，前环只占到骨盆承担应力的 40%。耻骨联合分离或前环的骨折是导致骨盆前环不稳定的最主要原因。在外旋暴力下，骨盆前环常常发生分离，骨盆前环分离过大常导致相关脏器的损伤及血流动力学不稳定。研究表明，当耻骨联合分离 < 25 mm，临床上一般不会产生盆底或骶髂前韧带损伤；而当耻骨联合分离 ≥ 25 mm，则往往会导致骨盆后环韧带撕裂[6, 7]。

（二）骨盆后环

骨盆后环由骶骨及其两侧的髂骨组成，骶骨与两侧的髂骨之间构成骶髂关节，通过周边众多的韧带加强，形成极其稳定的结构。后环是骨盆主要的负重结构，也是骨盆环稳定的主要结构。骶髂关节由下部的关节面和上部的结节面构成。骨盆后环的韧带结构包括骶髂前韧带、骶髂骨间韧带、骶髂后韧带、骶结节韧带及骶棘韧带等。其中，骶髂骨间韧带是人体最强大的韧带结构[4]。骶髂前韧带由横行与斜行纤维构成，起自骶骨前面，终止于相邻的髂骨面。骶结节韧带起自骶骨整个背侧外缘、髂后下棘及髂后上棘的后面，止于坐骨结节。骶棘韧带为三角形的构型，起于骶骨外侧缘及尾骨，止于坐骨棘。骶结节韧带与骶棘韧带对骨盆环稳定性具有一定的作用。

二、损伤机制与临床表现

骨盆骨折最为多见的致伤原因包括：交通事故伤、高处坠落伤、工伤，伤者休克发生率较高。行人被车撞可以发生撞击、倒地损伤；撞车或翻车时司机因方向盘致伤和车内乘员多次碰撞、滚落也常引起多发伤。高处坠落导致着地部位直接暴力伤和其他部位减速伤也易导致骨盆骨折。骨盆血运丰富，骨折时常引起大出血，合并髂血管、骶前静脉丛受损时，可出现失血性休克。导致休克的主要原因是创伤后出血，包括骨盆静脉丛出血、大小血管破裂，特别是骨盆环的损伤，常发生盆腔大出血及腹膜血肿，且多合并其他部位脏器损伤出血。若抢救治疗不及时，可导致较高的致残率和死亡率；坐骨骨折可损伤患者直肠或肛管，而女性生殖道在直肠与膀胱之间，因此也常伴有损伤，可引起肛门、阴道流血，部分会引起腹内、盆腔感染；此外，常合并有尿道及膀胱损伤，引起排尿困难、血尿，尿液流入盆腔时可引起相应刺激症状。盆腔内的坐骨神经、闭孔神经、臀上神经等在损伤时也会导致其相应支配区域的感觉及运动障碍。骨盆骨折的 Tile 分类可较好反映骨盆的骨与韧带结构损伤的机制和程度。骨折类型越严重，患者早期复苏时所需的输血量就越多，伴发胸腹部损伤的机会和 ISS 评分分值也将增加。

三、分　型

常用的骨盆骨折分型系统包括 Tile 分型、Young-Burgess 分型和 AO 分型等。Tile 分型：骨盆损伤分为 A 型（稳定型）、B 型（旋转不稳定型）和 C 型（旋转和垂直不稳定型），并进一步分成亚型。Young-Burgess 分型描述了损伤机制，主要包括侧方挤压、前后方挤压、垂直剪切以及混合性损伤四型。AO 分型则可以看作是以上两种分型的综合。依据骨折后骨盆环的稳定性是否存在，将其分为稳定性和不稳定性骨折两类。

四、治　疗

（一）急救治疗

骨盆骨折的急诊救治处理包括：① A（airway，气道）：通畅呼吸道，注意胸部伴发伤、气管插管、胸腔闭式引流。② B［bleeding，出血（控制）］：扩充血容量、输注 5 L 液体和悬浮红细胞后给予 2～3 个单位新鲜冰冻血浆和 7～8 个单位血小板；使用抗休克裤，监测凝血指标；7.5% 高渗盐溶液 200 ml 静脉推注；外固定支架固定不稳定骨盆骨折；盆腔填塞（Stoppa 入路），静脉丛的出血只能通过局部的填塞才能有效控制，动脉出血也能通过填塞有效控制，填塞尽可能 20 分钟内完成，伤后 24～48 小时更换或取出填塞物。③ C（CNS，中枢神经系统）：过度通气、保持 PCO_2 在 30～35 mmHg、使用大剂量肾上腺皮质激素。④ D（digestive，消化系统）：腹内脏器损伤、脐上诊断性腹腔灌洗、腹部 B 超，一旦确诊腹部外伤，需要外科医生及时介入。⑤ E（excretory，排泄）：尿道、膀胱、直肠损伤是骨盆骨折感染的重要因素。导尿管和膀胱造瘘往往需要急诊处理。确诊直肠损伤和骨折端相通，需要外科及时进行清创探查和直肠修补，放置引流，必要时行结直肠造瘘。⑥ F（fracture，骨折）：合并其他部位骨与关节损伤，需要进行损伤控制，如长干骨的外支架固定。

（二）手术治疗

1. 手术时机的选择

对于不稳定骨盆骨折是在一期进行急诊固定，还是临时固定后待患者病情稳定二期再行最终固定，一直存在争议[8]。过早进行手术会给患者造成二次打击，增加患者的死亡率。而二期手术通常在 2～3 周后，手术时则需要广泛剥离骨痂，出血较多，达到解剖复位的可能性降低，又会影响手术的效果。目前，大多数学者都比较支持对多发创伤患者首先进行损伤控制手术，以尽可能减小其他的创伤，对其的最终固定可以延期至伤后 6 天至 3 周进行[9]。而对于血流动力学稳定的骨盆骨折患者，则尽可能在伤后 1 周内进行手术。这样有利于骨折获得解剖复位[10,11]。

2. 复位和固定

骨盆骨折手术治疗的重点是修复骨盆环的解剖结构，恢复骨盆整体稳定性。临床常需结合患者的具体情况选择不同的固定方法，即个性化治疗。

骨盆骨折手术适应证：骶髂关节脱位＞ 1 cm，髂骨、骶骨骨折移位明显，耻骨联合移位＞ 3 cm。目前认为，实施内固定的最佳手术时间为伤后 6～14 天[10]。

3. 外固定支架的应用

作为骨盆骨折的临时固定方式，外固定支架对于减少出血、复苏休克的疗效得到肯定。外固定支架固定骨盆骨折的适应证：严重不稳定骨盆骨折的急诊临时固定；多发创伤患者的早期固定，以便于护理；对于 B 型骨折可作为最终治疗；辅助骨盆后环内固定，以增加骨盆环固定的稳定性。

前环外支架固定是对骨盆骨折进行早期稳定的重要方法，可减少严重骨盆骨折合并多发创伤患者的死亡率[12]。既往外固定支架主要为髂嵴置钉；近年来，髂前下棘处置钉逐渐成为主流，对不稳定型骨盆前环骨折的固定效果明显。通过对 17 份研究报道（共计539 例骨盆骨折和 38 具尸体标本）的分析，Rebecca 等[13] 发现 B 型骨盆骨折以及双侧垂直移位骨折进行髂前下棘置钉后的再移位率分别为 43.7% 和 68.2% < 5 mm，低于 C 型骨折（55.7% > 15 mm）。然而超过 50% 的患者出现钉道感染等并发症。如将外支架作为最终治疗，则需要固定 6～8 周。相比髂嵴置钉，髋臼上方置钉较少发生骨折再移位。此外，术中需要尽可能使用较大直径的螺钉。相比 C 型骨折，B 型骨折应用外固定支架具有更好的疗效。

4. 切开复位钢板内固定

1964 年，Judet 及 Letournel E 等[14] 首先提出采用髂腹股沟入路来治疗骨盆及髋臼骨折。但采用此种入路易存在术中钢板塑形困难以及损伤股外侧皮神经的风险。1969年，Stoppa 首先将延长的 Pfannenstiel 入路应用于复杂疝气的修补手术，随后 1993 年，Hirvensalo 等[15] 将此入路用于骨盆骨折的手术治疗。Cole 等首先报道应用改良的 Stoppa 入路治疗髋臼骨折。与髂腹股沟入路相比，Stoppa 入路具有以下优点：手术时间短，术中出血少；可以在直视下复位固定骨盆四方区；不暴露血管束，钢板塑形简单；此外，Stoppa入路具有不损伤股外侧皮神经以及对双侧骨盆损伤进行复位固定的优点。其缺点在于对于有疝气或剖宫产、子宫切除、膀胱和前列腺手术的患者，由于易发生腹膜外粘连，导致手术无法进行。此外还存在髂外静脉损伤的风险。对于伴有骨盆后环垂直不稳的耻骨联合损伤患者，采用单钢板治疗的手术失败率较高。即使采用双钢板固定，若同时存在骨盆后环损伤，必须进行骨盆后环固定，否则双钢板固定也易失败[16]。后环若为非解剖复位固定，对骨盆前环损伤进行固定时，仍需要采用双钢板，单钢板固定的手术失败率同样较高[17]。

5. 经皮钢板内固定

随着手术技术的不断发展，近年来有学者[18] 建议采用经皮钢板固定技术进行骨盆前环骨折的固定。Yu Xiaowei 等[19] 采用微创钢板技术治疗耻骨梳骨折合并骨盆后环骶髂关节损伤，获得很好的临床治疗效果。采用经皮钢板固定具有手术时间短、出血少、软组织并发症少以及术后利于康复锻炼等优点。缺点在于超长钢板不易获取，术中对钢板进行折弯可能需要反复尝试，钢板置于皮下时容易产生软组织激惹可能，术中股外侧皮神经损伤可能，以及贴骨钢板固定技术难度较高，年轻医生的学习曲线较长。

6. 骨盆内支架 INFIX

近年来，随着骨科领域微创技术的出现，骨盆损伤有了新的治疗方法。其中，多轴椎弓根螺钉和钛棒结构所构成的椎弓根钉棒系统（骨盆内支架 INFIX）目前得到了较为广泛的使用[20-22]。Kuttner 等在 2009 年最早成功应用该技术治疗骨盆前环骨折[23]。在他的临床研究中，骨盆前环采用两枚椎弓根螺钉固定，并通过皮下连接钛棒将其置入髂前下棘（AIIS）下方的髋臼上方区域。而弯曲的皮下连接钛棒则需跨过腹部上方的双侧髂前下棘，对腹部会产生一定程度的压迫，这会使得患者感到不适，尤其是对于肥胖的患者而言[20,24]。随后，泰国学者[25]应用此项技术在尸体骨盆上进行了解剖研究，验证了 INFIX 技术的安全性。国内学者王建东等在临床应用中对其构型进行了改良，在耻骨结节处另外放置 1 枚或 2 枚螺钉[26,27]。因此，3 枚或 4 枚椎弓根螺钉和一个重新塑形的连接钛棒构成了此改良结构。根据我们的研究结果，置入钉棒系统的所有患者术后均未出现坐位、站立位和下蹲时活动的不利影响。以中间的 1 枚或 2 枚椎弓根螺钉作为力学支撑强度点，加上另外 2 枚固定在双侧髂前下棘区域的椎弓根螺钉，因此，总共形成了 3 个强度点，可通过其三角形框架提供牢固的稳定性。通过椎弓根螺钉滑动穿过钛棒，这种改良后的结构通过缩短连接钛棒可以更好地促进骨盆前环骨折的复位和固定，这是与钢板固定技术相比，钉棒固定的突出优势所在。此外，另一个明显的优势是它可用于伴有膀胱及尿道损伤的耻骨联合分离患者[28]。在这种情况下，若采用大范围的手术暴露和常规双钢板切开复位内固定可能会进一步加重现有的泌尿系统损伤。同样，此项技术也有其优缺点[29]，优点为：切口微创、安全、出血少、手术时间短，钉棒系统的固定强度大，术中可直接利用钉棒系统进行水平旋转的骨折复位；此外，对于肥胖患者应用此项技术的优势明显。缺点为：其在术中的应用也会产生一定的并发症，包括部分患者会产生股前外侧皮神经损伤可能，对于消瘦患者的软组织易产生激惹；此外，INFIX 需二期取出。

7. 通道螺钉内固定

随着微创螺钉固定技术在骨盆骨折中的应用，经皮螺钉内固定治疗髋臼前柱骨折逐渐得到应用[30]。与传统钢板内固定相比，通道螺钉技术具有微创、生物力学强度高的特点，其应用类似于四肢长干骨的髓内钉。此外，通道螺钉的应用不易产生软组织激惹。目前已经广泛应用于无移位或者轻度移位的髋臼前柱骨折的治疗中。然而，髋臼前柱解剖结构复杂，髋臼前柱螺钉的置钉"安全通道"非常狭窄[31-34]。为了准确置入螺钉、减少神经血管损伤的风险，需要提高螺钉置入的准确性，使复位效果更加满意。微创治疗要求术中对骨折处进行闭合复位或小切口撬拨复位，复位的成功与否将直接影响术后恢复效果。透视导航下可以行微创经皮拉力螺钉内固定治疗髋臼前柱骨折。He J 等[32]认为骨折断端无移位或仅有轻微移位的髋臼前柱骨折是其最佳适应证。此外，对于有移位的髋臼前柱骨折，若术前行闭合复位效果满意，亦可作为此治疗方法的适应证。C 形臂及 CT 透视导航[34,35]可以引导术者从多个角度观察导针置入的位置与方向，术中利用导针缓慢敲击使其在髋臼前柱通道内自行寻道，以有效避免导针穿出骨质及损伤重要的神经血管，达到提高螺钉置钉准确性的目的。但是，通道螺钉技术对于年轻医生来说学习曲线长，术中放射暴露量大，存在血管神经损伤风险。

8. 计算机辅助导航技术

由于骨盆周围存在丰富的软组织，又有重要的血管、神经及盆腔器官，因此在对骨盆骨折进行微创治疗的同时，如何避免这些结构受损，成为骨盆微创手术追求的目标。计算机辅助骨科手术导航系统（computer assisted orthopedic surgery, CAOS）技术近年来发展非常迅速[36,37]，它的影像辅助导航技术使得很多复杂手术不再仅仅依靠术者的经验，而是更多取决于手术的规范化操作，对骨科手术的发展具有里程碑式的意义[38]。目前，CAOS 可以应用于骨盆截骨术、无移位的髋臼骨折治疗以及骶髂螺钉固定。He J 等[32] 报道了骨盆前环骨折采用三维导航技术和传统 X 线导航技术进行螺钉内固定治疗的对比研究及临床疗效。Stockle 等[39] 报道了 30 例骨盆骨折患者成功应用 CAOS 手术进行内固定治疗，术中取得了良好的固定及较好的术后康复效果，表明其具有优越性。采用计算机辅助导航技术可以提高手术的精确性，减少术中患者及术者的射线辐射量，同时利于术中进行实时监控。

五、总结与展望

骨盆解剖结构复杂、位置深在，骨盆骨折的术中操作容易造成神经、血管的医源性损伤，其治疗一直是骨科的重点及难点问题。近年来，应用微创内固定技术治疗骨盆及髋臼骨折已逐渐成为趋势。对骨盆骨折进行精准的复位与固定，提供个体化治疗，将是骨科临床医师的聚焦点所在。微创复位是微创治疗的关键所在，尽管多项微创技术已开始应用于骨盆骨折的微创治疗，并取得了较好的临床疗效，然而目前仍存在不同程度的准确性及安全性问题。针对不同骨盆骨折类型采用不同的固定方式更需进一步的生物力学研究。展望未来，骨科术中 3D 导航、骨科手术机器人以及混合虚拟现实技术的逐步应用与研发，将有望为骨盆骨折的治疗提供全新的技术。

六、争 议 点

骨质疏松性骨盆骨折的发生率显著增加，因为它们主要影响老年人，特别是年龄最大的研究参与者，这是人口中扩大最多的群体。骨质疏松性骨盆骨折在自主性丧失、住院治疗、死亡率和医疗费用方面几乎与髋部骨折一样严重。对于这一类人群的骨折是否需要手术治疗、具体的手术适应证，以及手术方式目前还无定论。对于累及四边体的骨盆骨折的手术入路的选择一直处于争论中，不同骨折类型、患者的合并伤等都是需要考虑的问题。对骨盆后环稳定性的恢复无可争议，但是实现方式多种多样，何种固定方式最佳还需要系统分析。

（王建东，孙玉强）

参 考 文 献

[1] Vallier H A, Como J J, Wagner K G, et al. Team approach: Timing of operative intervention in multiply-injured patients[J]. JBJS Rev, 2018, 6(8): e2.

[2] Ashoke K S, Adam J S, Wade R S. The effect of pelvic fracture on mortality after trauma: an analysis of 63, 000 trauma patients[J]. J Bone Joint Surg Am, 2009, 91(12): 2803−2810.

[3] Natalie L, Tuomas T H, Hans E B, et al. Increasing incidence of pelvic and acetabular fractures. A nationwide study of 87, 308 fractures over a 16-year period in Sweden[J]. Injury, 2021, 14: S0020−1383(21) 00228−X.

[4] Flint L, Cryer H G. Pelvic fracture: the last 50 years[J]. J Trauma, 2010, 69(3): 483−488.

[5] Yao F, He Y, Qian H B. Comparison of biomechanical characteristics and pelvic ring stability using different fixation methods to treat pubic symphysis diastasis: A finite element study[J]. Medicine (Baltimore), 2015, 94(49): e2207.

[6] James R G, Colin M, Ben Q, et al. Management of the open book APC Ⅱ pelvis: Survey results from pelvic and acetabular surgeons in the United Kingdom[J]. J Orthop, 2017, 14(4): 530−536.

[7] Lustenberger T, Störmann P, Eichler K, et al. Secondary angio-embolization after emergent pelvic stabilization and pelvic packing is a safe option for patients with persistent hemorrhage from unstable pelvic ring injuries[J]. Front Surg, 2020, 7: 601140.

[8] Giannoudis P V, Pape H C. Damage control orthopaedics in unstable pelvic ring injuries[J]. Injury, 2004, 35(7): 671−677.

[9] 吴新宝. 不稳定骨盆骨折的治疗［J］. 中华创伤杂志，2010，26（7）：577−580.

[10] Rojas D G, Coleman J R, Moore E E, et al. The association of surgical timing and injury severity with systemic complications in severely injured patients with pelvic ring injuries[J]. J Orthop Trauma, 2021, 35(4): 171−174.

[11] Tonetti J, Jouffroy P, Dujardin F. Reconstruction of pelvic ring and acetabular fractures: What lies ahead?[J]. Orthop Traumatol Surg Res, 2019, 105(5): 799−800.

[12] Sharpe J P, Magnotti L J, Gobbell W C, et al. Impact of early operative pelvic fixation on long-term self-reported outcome following severe pelvic fracture[J]. J Trauma Acute Care Surg, 2017, 82(3): 444−450.

[13] Rebecca G S, Niels H, David C K. External fixation of unstable pelvic fractures: a systematic review and meta-analysis[J]. ANZ J Surg, 2019, 89(9): 1022−1027.

[14] Judet R, Judet J, Letournel E. Fractures of the acetabulum: classification and surgical approaches for open reduction preliminary report [J]. J Bone Joint Surg Am, 1964, 46(8): 1615−1646.

[15] Hirvensalo E, Lindahl J, Bostman O. A new approach to the internal fixation of unstable pelvic fractures[J]. Clin Orthop Relat Res, 1993 (297): 28−32.

[16] Cory C, Michael T A, Elizabeth D C, et al. Radiographic changes of implant failure after plating for pubic symphysis diastasis: an underappreciated reality?[J]. Clin Orthop Relat Res, 2012, 470(8): 2148−2153.

[17] Peter V G, Byron E C, Craig S R. Internal fixation of traumatic diastasis of pubic symphysis: is plate removal essential?[J]. Arch Orthop Trauma Surg, 2008, 128(3): 325−331.

[18] Timothy G. A percutaneous method of subcutaneous fixation for the anterior pelvic ring. The pelvic bridge[J]. Clin Orthop Relat Res, 2012, 470: 2116−2123.

[19] Yu X W, Tang M J, Zhou Z B. Minimally invasive treatment for pubic ramus fractures combined with a sacroiliac joint complex injury[J]. Int Orthop, 2013, 37(8): 1547−1554.

[20] Vaidya R, Colen R, Vigdorchik J, et al. Treatment of unstable pelvic ring injuries with an internal anterior fixator and posterior fixation: initial clinical series[J]. J Orthop Trauma, 2012, 26: 1−8.

[21] Routt M L, Simonian P T, Grujic L. The retrograde medullary superior pubic ramus screw for the treatment of anterior pelvic ring disruptions: a new technique[J]. J Orthop Trauma, 1995, 9: 35−44.

[22] Gardner M J, Mehta S, Mirza A, et al. Anterior pelvic reduction and fixation using a subcutaneous internal

fixator[J]. J Orthop Trauma, 2012, 26: 314-321.

[23] Kuttner M, Klaiber A, Lorenz T, et al. The pelvic subcutaneous cross-over internal fixator[J]. Unfallchirurg, 2009, 112: 661-669.

[24] Bi C, Wang Q, Wu J, et al. Modified pedicle screw-rod fixation versus anterior pelvic external fixation for the management of anterior pelvic ring fractures: a comparative study[J]. J Orthop Surg Res, 2017, 12: 185.

[25] Apivatthakakul T, Rujiwattanapong N. Anterior subcutaneous pelvic internal fixator (INFIX) , Is it safe? A cadaveric study[J]. Injury, 2016, 47(10): 2077-2080.

[26] Wang Q, Wang Q, Wang J. Treatment of type B pelvic fracture using anterior subcutaneous internal fixator with triple pedicle screws: a new surgical technique[J]. Arch Orthop Trauma Surg, 2017, 137(7): 887-893.

[27] Bi C, Wang Q, Wu J, et al. Modified pedicle screw-rod fixation versus anterior pelvic external fixation for the management of anterior pelvic ring fractures: a comparative study[J]. J Orthop Surg Res, 2017, 12(1): 185.

[28] Wang J, Cao L, Wu J, et al. Clinical and radiological short-term outcomes of pubic symphysis diastasis treated with modified pedicle screw-rod fixation[J]. Eur J Trauma Emerg Surg, 2020, 46(4): 865-871.

[29] Vaidya R, Woodbury D, Nasr K. Anterior subcutaneous internal pelvic fixation/INFIX: A systemic review[J]. J Orthop Trauma, 2018, 32 Suppl 6: S24-S30.

[30] Qoreishi M, Seyyed H R, Safdari F. Clinical results of percutaneous fixation of pelvic and acetabular fractures: A minimally invasive internal fixation technique[J]. Arch Bone Jt Surg, 2019, 7(3): 284-290.

[31] Peng Y, Zhang L, Min W, et al. Comparison of anterograde versus retrograde percutaneous screw fixation of anterior column acetabular fractures[J]. Int J Comput Assist Radiol Surg, 2016, 11(4): 635-639.

[32] He J, Tan G, Zhou D, et al. Comparison of isocentric C-Arm 3-dimensional navigation and conventional fluoroscopy for percutaneous retrograde screwing for anterior column fracture of acetabulum: An observational study[J]. Medicine (Baltimore), 2016, 95(2): e2470.

[33] Levin S, Krumins R, Shaath M K, et al. Clinical outcomes in prone positioning for percutaneous fixation of posterior column acetabular fractures[J]. Eur J Trauma Emerg Surg, 2021.

[34] Rommens P M, Graafen M, Arand C, et al. Minimal-invasive stabilization of anterior pelvic ring fractures with retrograde transpubic screws[J]. Injury, 2020, 51(2): 340-346.

[35] Chloé D, Olivier A, Regis B De D. CT-guided fixation of pelvic fractures after high-energy trauma, by interventional radiologists: technical and clinical outcome[J]. Eur Radiol, 2020, 30(2): 961-970.

[36] Douglas W J, Timothy M S. History of computer-assisted orthopedic surgery (CAOS) in sports medicine[J]. Sports Med Arthrosc Rev, 2008, 16(2): 62-66.

[37] Stübig T, Windhagen H, Krettek C, et al. Computer-assisted orthopedic and trauma surgery[J]. Dtsch Arztebl Int, 2020, 117(47) .

[38] Chang J D, Kim I S, Bhardwaj A M , et al. The Evolution of computer-assisted total hip arthroplasty and relevant applications[J]. Hip Pelvis, 2017, 29(1): 1-14.

[39] Stöckle U, König B, Schäffler A, et al. Clinical experience with the Siremobil Iso-C(3D) imaging system in pelvic surgery[J]. Unfallchirurg, 2006, 109(1): 30-40.

第八章
髋臼骨折

髋关节由髋臼和股骨头组成，是人体最大的一个杵臼结构关节，其具有活动范围大、稳定性高及摩擦力几乎为零的润滑机制。但维持这种近乎完美的力学特性需要髋关节维持特定的形态、方向、软骨面和血供，因此对于髋关节关节面，即髋臼解剖结构的重建变得极为困难且重要。而髋臼骨折多为高能量损伤所致的关节内骨折，多见于青壮年。由于骨折累及关节面，移位的形式复杂多变，加之髋臼解剖结构深且特殊，因此正确认识髋臼骨折、选择科学合理的治疗方式，对于恢复髋臼与股骨头匹配，从而恢复患者髋关节活动能力也一直是创伤骨科医生临床研究的难点和重点。

一、应用解剖

髋臼是一个复杂的几何学结构，通过髂骨、坐骨和耻骨融合而成，主要组成结构为：前柱、后柱、前壁、后壁、内侧壁和髋臼顶[1]。髋臼主要依靠前柱和后柱支撑，并将髋臼与骨盆剩余部分连接为一体，提供结构支撑。前柱由髂骨和耻骨结合形成，从髂骨后上方向下沿骨盆边缘延伸至耻骨结节，其宽度向外侧延伸至髂前上棘。后柱为较厚的致密骨组织，从坐骨大切迹前方延伸至坐骨结节，后柱的前外侧支撑着后半髋臼面，而后柱的内侧则是四边区。前壁、后壁、髋臼及内侧壁共同构成髋臼盂。前壁与耻骨相连，其下半部分的前方为髂耻隆起，该结构是髋关节前界和内侧界的重要标志。后壁较大，但由于后壁离前后柱形成的支持弓最远，是髋臼结构中最脆弱的部分。后壁骨折最常见，且其对髋臼的稳定性也最重要[2]。内侧壁包括外侧面的髋臼窝和内侧面的四边区。髋臼窝则是一个中央腔隙，不直接接触股骨头，内填充以脂肪垫和股骨头韧带。

髋臼窝的表面被髋臼软骨覆盖。软骨面呈现新月形，其覆盖了前后壁和臼顶的大部分，但未覆盖内下方，被称作"马蹄形"或"月状面"（图 8-1）[3]。研究显示，这种形

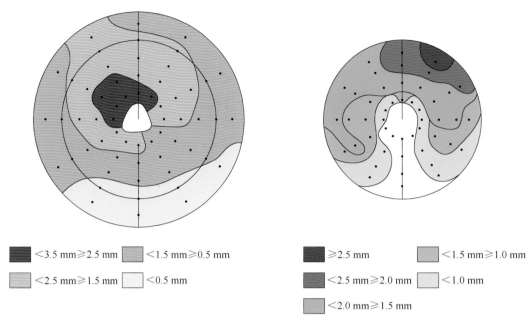

■ <3.5 mm≥2.5 mm	▨ <1.5 mm≥0.5 mm
▨ <2.5 mm≥1.5 mm	□ <0.5 mm

■ ≥2.5 mm	▨ <1.5 mm≥1.0 mm
▨ <2.5 mm≥2.0 mm	□ <1.0 mm
▨ <2.0 mm≥1.5 mm	

图 8-1 骨厚度的平均分布 [3]

状的软骨面导致了关节接触处的重力复合的最佳分摊和峰值应力区的消失 [4]，这可能有助于延长髋臼和股骨头软骨的寿命。

此外，髋臼的方向对于髋关节的生物力学具有重要意义。在进行髋臼骨折复位固定或者行髋关节置换术时，这是必须要考虑的因素。而髋臼最重要的方向即是前倾和外翻。前倾角是指连接前后壁的中央水平线或髋臼平均打开平面与矢状面之间的夹角，平均为 16°～21°[5,6]。外翻角则是指连接上外侧髋臼和下内侧臼窝中央垂直线或髋臼打开平面和横断面之间的夹角，平均为 48°[5,6]。

二、损 伤 机 制

髋臼骨折一般是由外力作用于股骨头然后撞击髋臼引起，因此当时暴力的作用方向以及当时股骨头在髋臼内的位置决定了髋臼骨折的类型（图 8-2）[1]。许多因素都能影响骨折的类型，如体位、撞击部位及撞击力的大小。Dakin[7] 等的研究证实了摩托车的撞击和髋臼骨折类型的相关性。股骨头在坐位时或者站立位时相对于髋臼的位置也可以影响骨折的类型。此外，髋关节在损伤时处于内旋、外旋、外展、内收、屈伸状态时所造成的骨折类型也不同。这些机制对解释复杂的髋臼骨折类型具有一定帮助。而撞击的部位和撞击力的传导也是导致髋臼骨折不同类型的重要因素，目前较为广泛接受的是"仪表盘损伤"和"中心型损伤"。"仪表盘损伤"多发生于交通事故中，患者髋关节处于屈曲内旋的状态，发生损伤时，撞击力经由膝关节-股骨-髋臼传导，此种损伤常造成各种类型的髋臼后壁

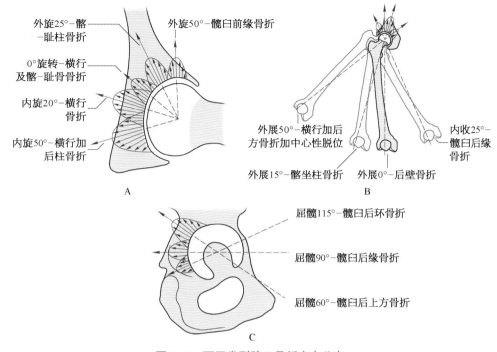

图 8-2 不同类型髋臼骨折应力分布

A.股骨内旋或外旋的相关力分布和不同角度的股骨旋转导致的损伤关系；B.水平观显示髋部屈曲 90°，当屈曲的膝关节受到撞击所导致的损伤和股骨内收、外展有关的髋臼应力分布情况；C.外侧观显示曲髋时膝关节所传导的应力分布[1]

骨折，以及累及髋臼后柱的骨折，且常常伴随髋关节后脱位。当暴力直接传达至股骨大转子处时，骨折的类型常和股骨体位呈一定的相关性，常出现以下几种情况：① 股骨处于中立位时，常造成髋臼前柱伴后半横行骨折；② 股骨头内旋时，由于髋臼前部受累而出现前方的骨折类型；③ 股骨头处于外旋时，多出现横行伴后壁或后柱骨折；④ 当股骨头外展时，髋臼内下部分的骨折容易发生；⑤ 股骨头内收时，则容易出现髋臼外上部分的骨折；⑥ 当髋关节处于伸直状态时，常造成经髋臼窝的横行骨折。

而"中心型损伤"则多发生于高空坠落伤患者中，常常引起髋臼前柱、横行或双柱骨折。

另一方面，撞击部位即撞击来源于患者的正面或侧面，患者的体型和体重情况也是重要的影响因素。有研究表明[7]，男性、卡车司机职业常发生股骨干的轴向负荷骨折类型，而大转子传导应力导致的骨折则多由侧方暴力撞击引起，如典型的横行骨折。对于常使用小型交通工具的女性，则较容易出现偏轴负荷骨折，如横行伴后壁骨折较多见。

三、临床表现与辅助检查

髋臼骨折为高能量损伤，故患者具有重暴力来源损伤史，如车祸、高空坠落或挤压伤等，主诉为髋部局部疼痛及活动受限。对于髋臼骨折，详细的体格检查非常有必要。大转子部或膝盖处常出现皮下青紫，应注意排除 Morel-Lavallée 损伤。此外患侧下肢常出现体位畸形，如旋转或短缩畸形，这些肢体的畸形常提示有无脱位，同时有助于损伤机制的了解并初步评估骨折的类型。发生髋臼骨折时，可能并发骨盆环骨折、盆腔内出血及尿道损伤，而在仪表盘损伤时，往往会伴有膝关节周围软组织的损伤，应该注意排查。

髋臼骨折的影像学检查至关重要，有助于对骨折类型及治疗方案尤其是手术方式的制订。不同体位的 X 线片再结合三维 CT 扫描，可以获得相关骨折类型和周围软组织损伤的详细信息。

常用的 X 线拍摄体位包括 3 个标准体位（骨盆正位、骨盆入口位和出口位）以及 2个特殊体位[1]（髂骨位和闭孔位）。大多数情况，这些体位的 X 线片有助于对解剖结构的准确判断。

CT 扫描能够提供髋臼骨折的三维重建图像，对于骨折的诊断分型和治疗选择有重要价值。CT 最大的优点是无需移动或翻转体位便可以完成检查。同时，CT 对于髋臼的诊断较 X 线片更加敏感，有助于更加清晰地分析髋臼骨折的类型、骨折线的位置和范围、髋臼顶部负重区的粉碎和嵌顿情况、关节内的骨折碎片以及股骨头的损伤情况。在条件允许的情况下，行矢状面和冠状面的 CT 重建，对外科医师手术路径的规划具有很好的帮助。

而对于青少年的髋臼骨折，由于其处于骨化发育阶段，MRI 检测能更好地描述患者的髋臼骨折情况。MRI 的优势则在于对软组织、解剖细节等情况能更加敏感地显示，并可以对骨皮质和骨松质、关节软骨和纤维软骨盂唇进行区分，同时对于隐匿性骨折、不完全性骨折和应力性骨折较 CT 和 X 线片具有更敏感和更准确的诊断意义。

四、分　型

常用的髋臼骨折分类方法包括 Letournel-Judet 分型[8] 和 AO/OTA 分型[9]。Letournel-Judet 分型首次描述了髋臼骨折的类型，加深了我们对于这些复杂的髋臼骨折的理解。这种分型是一种基于解剖学的分型，其将所有骨折分为简单骨折和复杂骨折两大类，每个大类又分为 5个亚型，共 10 种分类（图 8-3）[10]。该分型系统为髋臼骨折的手术入路、复位及内固定方法的选择提供了一个实用的临床指导，具有重要的临床意义。

但该分型系统无法指导解决其他的骨折因素，如脱位、骨折边缘压缩、骨折的移位及粉碎情况。故 AO 基金会联合国际矫形与创伤外科学会（SICOT）和美国创伤骨科医师协会（OTA），在 Letournel-Judet 分型的基础上进行调整，创立了一套按照 Müller 关节分型规则[11] 的髋臼骨折分型。该分型系统将髋臼骨折分为累及单柱的部分关节骨折（62-A型）、横行或 T 形骨折、累及双柱的部分关节骨折（62-B 型）和完全关节骨折（62-C型）（表 8-1）。临床使用时，Letournel-Judet 分型往往作为临床治疗的指导，而 AO/OTA分型则作为记录和研究使用，这两种骨折分型系统都是必要的。

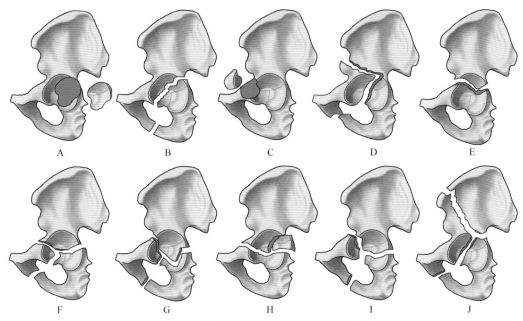

图 8-3 髋臼骨折的 Letournel-Judet 分型

A. 后壁骨折；B. 后柱骨折；C. 前壁骨折；D. 前柱骨折；E. 横行骨折；F. T 形骨折；G. 后柱 + 后壁骨折；
H. 前柱 + 后壁骨折；I. 前柱 + 后半横行骨折；J. 双柱骨折 [10]

表 8-1　髋臼骨折的 AO/OTA 综合分型

A 型（62-A）	部分关节骨折，累及单柱
A1	后壁骨折
A2	后柱骨折
A3	前壁或前柱骨折
B 型（62-B）	部分关节骨折（横行或 T 形骨折，累及双柱）
B1	横行骨折
B2	T 形骨折
B3	前柱伴后半横行骨折
C 型（62-C）	完全关节骨折（双柱骨折，飘浮髋臼）
C1	双柱骨折，高位骨折线
C2	双柱骨折，低位骨折线
C3	双柱骨折，累及骶髂关节

　　但是 Letournel 和 AO 分型在临床应用时，仍存在一定的弊端，如界限不清、特殊骨折类型过多，临床经验较少的骨科医师相对难以掌握。对于 Letournel 分型而言，其将前柱骨折定义为髂耻线断裂，后柱骨折为髂坐线断裂，髋臼关节面与主骨不连的骨折定义为双柱骨折，但像横行骨折、横行 + 后壁骨折、T 形骨折等类型，均涉及前柱和后柱骨折，却不叫双柱骨折，这对于骨科医师，尤其是初学者来说容易造成理解上的困难。而 AO/OTA 分型是基于长干骨骨折脱位分型规则进行分型的。实际上髋臼骨折远较长干骨骨折

复杂，常常不能完全反映骨折的严重程度，如 62-B 型中的 T 形骨折较 62-C 型中的双柱骨折更为严重。针对目前髋臼骨折分型中的不足，国内侯志勇教授等[12]提出了基于三柱构成理念的髋臼骨折改良分型。该分型系统以髋臼生长发育的解剖特点为基础，将髋臼分为三柱：顶柱、前柱和后柱；以及四壁：前壁、后壁、内壁和顶壁（图 8-4）[12]。

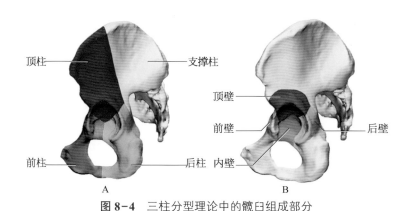

图 8-4 三柱分型理论中的髋臼组成部分

三柱分型系统是基于骨折的部位和粉碎程度进行分型的，首先根据涉及柱的数量分为 3 型，随后根据累及壁的情况和粉碎程度分为不同的亚型（表 8-2），此种分型系统将柱的概念界限分得较为清楚。同时，强调了髋臼的顶柱和顶壁的重要性，分型规则也较为浅显易懂，有助于医师快速判断髋臼骨折患者的损伤类型，易于掌握，并根据分型可以较好地指导手术方案的制订。

表 8-2 改良的三柱髋臼分型系统

A 型	累及单柱或单个壁	B 型	累及 2 个柱的骨折	C 型	累及 3 个柱的骨折
A1	前柱或前壁骨折	B1	顶前柱骨折	C1	单纯三柱骨折
A2	后柱或后壁骨折	B2	前后柱骨折	C2	三柱伴后壁骨折
A3	顶柱或顶壁骨折			C3	前后柱粉碎的三柱骨折

五、治　疗

髋臼骨折多较复杂，且累及关节面，保守治疗常无法恢复股骨头和髋臼的匹配关系，最终易发展成骨关节炎，影响患者伤后功能。自 20 世纪 60 年代开始，Judet 和 Letournel 两位教授提出髋臼的两柱理念，建立了 Letournel-Judet 骨折分型以及相应的手术入路和技巧[1, 8]，使得髋臼骨折治疗的现代理念逐步形成。越来越多的创伤骨科医生主张行手术治疗髋臼骨折，对骨折进行良好的复位和固定，从而帮助患者早期康复活动，提高生活质量并减少卧床所致的并发症。然而并不是所有的髋臼骨折都必须行手术治疗，在闭合复位能恢复关节平整性并得到有效维持的情况下，保守治疗也能获得较为满意的疗效。目前的观念认为保守治疗的适应证[13]包括：① 裂缝骨折或骨折移位 < 2 mm；② 移位较小的远端横断或低位前柱骨折；③ 双柱骨折分离移位 < 3 mm，且髋臼和股骨头匹配关系尚好；④ 骨折块 < 20% 的后壁骨折；⑤ 具有明确手术禁忌证或合并多发伤而不宜手术的患者。

对于明显移位的髋臼骨折，切开复位内固定已成为治疗的"金标准"[14, 15]。手术治疗的目的是维持骨盆的稳定性和一致性，匹配良好的髋臼与股骨头关系，以防止或延迟骨关节炎的发生。有研究证实了髋臼骨折的临床治疗效果和创伤性关节炎的发生同关节复位的准确性相关[14, 16]。此外，许多研究也证明了 75% ～ 81% 的患者行切开复位内固定能获得良好或者优秀的治疗效果[14, 15, 17]。切开复位内固定的手术指征一般认为包括以下几点：① 累及负重区的骨折且移位 > 3 mm；② 关节内嵌顿有骨折碎片；③ > 40% 的后壁骨折；④ 骨折并发股骨头脱位；⑤ 并发股骨头骨折或同侧股骨颈或股骨干骨折；⑥ 合并有坐骨神经损伤需要探查患者。

总的来说，髋臼骨折的治疗原则为明确诊断分型，选择合适且侵扰小的手术方式，对骨折行解剖复位、坚强内固定，正确匹配髋臼与股骨头的关系，并正确指导术后的功能康复锻炼。

六、并　发　症

髋臼骨折的并发症主要包括神经损伤、血管损伤和静脉栓塞。神经血管损伤主要为骨折碎片移位导致，术前行 MRI 检测有助于发现，若早期诊断神经血管损伤较严重患者，应及早行手术探查和治疗，解除神经压迫。而血管损伤，尤其是动脉损伤，可以行血管造影检测，在诊断的同时可以即刻行血管栓塞治疗。由于髋臼骨折导致下肢活动障碍，深静脉血栓和肺栓塞较易发生，研究报道髋臼创伤后的肺栓塞的发生率为 2%[18-20]，而深静脉血栓和肺栓塞总发生率为 14% ～ 61%[21-23]。

髋臼骨折的手术治疗并发症主要包括术中出血、感染、医源性神经损伤、异位骨化、创伤性关节炎和股骨头坏死等。

异位骨化是髋臼骨折手术常见的并发症，尤其是在使用扩展的髂骨入路和 K-L 入路时。研究报道髋臼骨折内固定术后异位骨化的发生率为 25.6%[24]，严重的异位骨化（Brooker Ⅲ、Ⅳ级）的发生率为 5.3%[25]。而目前对于使用吲哚美辛预防异位骨化的发生是否有意义仍存在争议[25, 26]。

创伤性关节炎也是较为常见的并发症，其发生和受伤时的暴力大小以及髋臼骨折手术的复位效果相关。Letournel 报道了 569 例髋臼骨折中有 17% 的患者并发了创伤性关节炎，其中复位良好的患者中出现关节炎的仅 10.2%，而在复位效果较差的患者中发生率则为 35.7%[14]。因此提高髋臼骨折的复位质量至关重要，可以尽可能地避免或延缓创伤性关节炎的发生和发展。

髋臼骨折术后股骨头缺血性坏死是影响髋臼骨折手术治疗效果的主要原因之一，一般发生在术后 2 年内。国外研究报道股骨头坏死率为 3.9%[14]，而国内的报道则是 5.6%[25]。目前认为发生术后股骨头坏死的主要因素为骨折合并股骨头的脱位。

医源性的神经损伤多见于后侧入路的坐骨神经损伤和髂腹股沟入路的股神经损伤。研究报道髋臼骨折术后的医源性神经损伤的发生率为 6.3%[14, 26, 27]，主要和术者的手术经验相关，但即使是具有丰富经验的手术小组，神经损伤的发生率也达 2%～3%[28]。此外，随着改良 Stoppa 入路的推广使用，闭孔神经的损伤也在逐渐增加。

七、争议点

（一）髋臼骨折的手术入路选择

髋臼骨折的传统手术入路包括 Kocher-Langenbeck 入路（K-L 入路）、髂腹股沟入路和延长髂股入路。K-L 入路是髋臼骨折治疗的经典后方入路，由 Letournel 和 Judet 于 1958 年对 Kocher 和 Langenbeck 提出的髋关节入路改良而来[8]，其对髂骨及髋关节的后方暴露较广，Letournel 主张使用单一的 K-L 入路进行治疗，认为单一的 K-L 入路便可以治疗 80% 以上的髋臼骨折[14]。此外，对于使用 K-L 入路时是否行术中大转子截骨也存在争议，有研究认为截骨可增加对前壁和前柱的暴露，且不会增加异位骨化的发生[29]。但也有不同的研究发现术中截骨会增加异位骨化率[30]。

延长髂股入路由 Letournel[31] 在 1974 年首次介绍，由于该入路能充分显露髂股内外板和髋臼的前后柱，故广泛应用于复杂的和陈旧性髋臼骨折，但因为此入路创伤大、出血多以及高异位骨化率，有研究报道异位骨化率可高达 85.7%[32]，故目前临床已逐渐淘汰使用。

髂腹股沟入路作为髋臼骨折的经典前方入路，被广泛使用。该入路可通过单一的入路解决复杂的髋臼骨折，并相对于 K-L 入路和延长髂股入路，可以降低异位骨化的发生率[8]。但该入路切口暴露较大，易过度牵拉神经和血管，从而造成医源性损伤，此外对于四边区的处理相对困难。

除了上述经典入路外，近年来发展的改良 Stoppa 入路和腹直肌外侧入路也逐渐在临床上推广使用。改良 Stoopa 由 Hirvensalo 等将疝修补术中的下腹正中切口改良而来，而后由 Cole 和 Bolhofner 改进、完善后被广泛使用[33]。该入路主要可用于四方区骨折、髋臼前柱骨折和部分低位的后柱骨折，此外具有切口小、股血管神经骚扰较少，且能通过一个切口兼顾解决两侧骨折的优点。

腹直肌外侧入路是近年来新倡导的髋臼骨折手术入路方式，由 Keel[34] 于 2012 年提出，具有切口美观、显露范围大、解剖层次清晰、对软组织侵扰较少且便于复位和置板置钉等优点。与传统的髂腹股沟入路相比，该入路不易损伤股血管神经，且对于"死亡冠"的处理也更加简便。相对改良 Stoppa 联合髂窝入路，腹直肌外侧入路则能使用更小的创

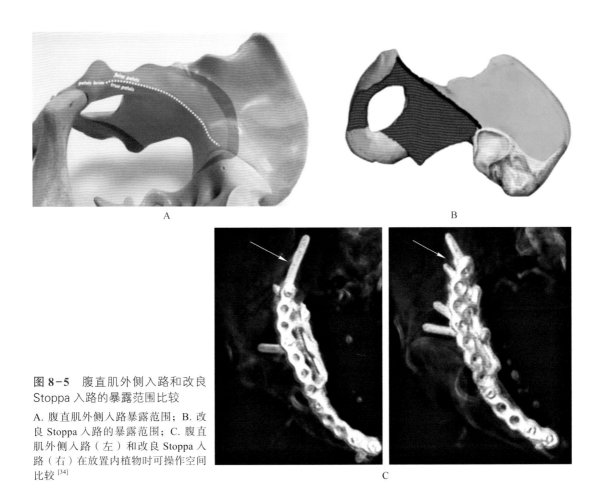

图 8-5 腹直肌外侧入路和改良 Stoppa 入路的暴露范围比较

A. 腹直肌外侧入路暴露范围；B. 改良 Stoppa 入路的暴露范围；C. 腹直肌外侧入路（左）和改良 Stoppa 入路（右）在放置内植物时可操作空间比较[34]

伤，获得良好的复位和固定效果，且对于高位的后柱骨折也无需联合髂窝入路。此外，腹直肌外侧入路的暴露范围更大，较改良 Stoppa 入路约增加 13%（图 8-5）[34]。

总的来说，正确选择手术入路是髋臼骨折能否获得良好疗效的重要因素。但由于髋臼解剖结构复杂，骨折类型多变，故至今为止没有一个入路能够囊括所有的髋臼骨折，对于创伤骨科医师来说，应熟练掌握各种手术入路，术前对骨折的类型做出正确判断，从而选择合适的单一手术入路或行联合入路进行治疗。表 8-3 列出常用手术入路的优点和适用的骨折类型。

表 8-3 常用髋臼骨折手术入路的优点和适用范围

手术方式	优　　点	骨折类型
后方 K-L 入路	对后柱及后壁显露充分	后壁、后柱、横断、横断伴后壁、T 形
髂腹股沟入路	可以极好地显露骨盆和髋臼前方与内侧，此外异位骨化率低	前壁、前柱、横断、前柱伴后半横行、双柱

（续表）

手术方式	优　点	骨折类型
改良 Stoppa 入路	可以极好地显露骨盆和髋臼前内侧与内壁，较髂腹股沟在保留股外侧皮神经、减少对股血管神经的骚扰更有优势	双柱、四边体
腹直肌旁入路	以前柱为主涉及四边体	前壁、前柱、前柱伴后半横行、双柱
联合入路	单一前方入路无法很好暴露时	横行、双柱、T 形

（二）髋臼骨折的内固定方式选择

髋臼骨折的内固定方式主要采用钢板螺钉固定和拉力螺钉固定。随着科技的逐步发展，现代骨科也朝着微创化、精准化和智能化的方向逐步发展。传统的切开复位内固定方式需要大切口充分暴露，容易造成如血管神经损伤、感染、异位骨化等并发症，因此，对于部分髋臼骨折的患者，采用经皮内固定的方式便可以很好地解决问题。目前认为的适应证[35]：① 无移位或移位 < 2 mm 的臼顶负重区骨折，但存在潜在不稳定的骨折。② 骨折轻微移位（3～5 mm），通过经皮拉力螺钉可以复位。③ 移位 > 5 mm 的骨折，但闭合手法复位后达到上述两点条件者。④ 关节面二次匹配良好的移位的双柱骨折。⑤ 病态肥胖的髋臼移位骨折者。而对于钢板螺钉的选择，除了重建钢板外，目前也出现了更加贴合的解剖型钢板、个性化定制的 3D 打印钢板等，这些钢板避免了手术风险，降低了手术时间，但选择何种钢板固定，目前仍受术者个人习惯和医院资源条件而定。具体何种固定方式更适合、更安全、更有效，仍需进一步的研究。

此外，随着计算机技术的发展，导航引导置钉[36]、关节镜辅助置钉[37]及骨科手术机器人辅助置钉[38]等新兴技术也逐渐在临床开展，这些辅助方式虽然让置钉变得较容易且准确，但也存在如复位困难、设备花费高昂等问题。

（三）髋臼骨折的髋关节置换应用

过往对于髋臼骨折的治疗，普遍认同 Judet[1] 所提出的精确切开复位术能获得最佳的治疗效果，且对于初次治疗预后不佳的情况下有利于二次手术。但随着创伤骨科的发展及老龄化患者的增加，越来越多的学者提出了不同观点。产生这样的局面主要是由于对老龄髋臼骨折特点的研究不断深入，如有学者回顾 Letournel、Judet[31] 和 Matta[15] 的研究，在术后治疗效果不好的患者中，老年患者占比较大。而对于老年患者而言，由于骨质疏松症，所出现的骨折损伤往往较大，且内固定的强度也往往大打折扣。此外，髋臼骨折术后预后不良的因素在老年人中更加常见[39,40]，如股骨头压缩、边缘压缩、并发股骨头和股骨颈骨折、粉碎性的后壁骨折等[41]。因此，目前对于老年髋臼骨折合并股骨头或股骨颈骨折是一期行切开复位内固定术（ORIF）还是全髋关节置换术（THA）仍存在争议。研究报道，老年髋臼骨折一期 ORIF 后，二期需要行 THA 翻修的发生率为 10%～30%[41]。另据报道，55岁以上的髋臼骨折患者，ORIF 术后或行经皮内固定治疗后的 THA 翻修率分别为 22.4% 和25.3%，平均翻修时间为 29.2 个月和 16.9 个月[42]，也有医生选择使用一期 ORIF 联合 THA治疗老年性髋臼骨折[43-45]。目前认为可以一期行 THA 的适应证主要包括：① 关节内碎骨片 ≥ 10 mm 的粉碎性骨折；② 股骨头压缩；③ 髋臼压缩面积＞40%；④ 股骨头移位和粉碎性骨折；⑤ 伴股骨颈完全移位性骨折；⑥ 有严重的骨关节炎史患者。

选择骨水泥假体还是非骨水泥假体也是一个在临床工作中备受关注的问题。研究报道[46]，骨水泥假体的术后髋臼部松动率＞50%、翻修率＞10%，而股骨部松动率约30%、翻修率约8%。长期随访结果显示，骨水泥假体的5年失败率，即翻修或影像学松动可达20%以上，10年的预测失败率约50%，而使用非骨水泥假体的11年 Kaplan-Merier 存活率则大于95%[47]。也有研究随访了10年，发现骨水泥型假体和非骨水泥型假体在松动发生率与翻修率上无明显差别[48]。

总之，对于老年髋臼骨折患者，临床争议问题较多，要根据个体化原则合理选择治疗方式。

（郑龙坡，孙玉强）

参 考 文 献

[1] Judet R, Judet J, Letournel E. Fractures of the acetabulum: classification and surgical approaches for open reduction. Preliminary report[J]. J Bone Joint Surg Am, 1964, 46: 1615-1646.

[2] Vailas J C, Hurwitz S, Wiesel S W. Posterior acetabular fracture-dislocations: fragment size, joint capsule, and stability[J]. J Trauma, 1989, 29(11): 1494-1496.

[3] Kurrat H J, Oberlander W. The thickness of the cartilage in the hip joint[J]. J Anat, 1978, 126(Pt 1): 145-155.

[4] Daniel M, Iglic A, Kralj-Iglic V. The shape of acetabular cartilage optimizes hip contact stress distribution[J]. J Anat, 2005, 207(1): 85-91.

[5] Kohnlein W, Ganz R, Impellizzeri F M, et al. Acetabular morphology: implications for joint-preserving surgery[J]. Clin Orthop Relat Res, 2009, 467(3): 682-691.

[6] Maruyama M, Feinberg J R, Capello W N, et al. The Frank Stinchfield Award: Morphologic features of the acetabulum and femur: anteversion angle and implant positioning[J]. Clin Orthop Relat Res, 2001, 393: 52-65.

[7] Dakin G J, Eberhardt A W, Alonso J E, et al. Acetabular fracture patterns: associations with motor vehicle crash information[J]. J Trauma, 1999, 47(6): 1063-1071.

[8] Letournel E. Acetabulum fractures: classification and management[J]. Clin Orthop Relat Res, 1980, 151: 81-106.

[9] Kellam J F, Meinberg E G, Agel J, et al. Fracture and dislocation classification compendium-2018 international comprehensive classification of fractures and dislocations committee[J]. Journal of Orthopaedic Trauma, 2018, 32: S1-S170.

[10] 侯志勇，张英泽. 髋臼骨折 Judet 分型的受力分析及内在联系探讨［J］. 中华创伤杂志，2017，33（08）：680-683.

[11] Müller M, Koch P, Nazarian S, et al. The comprehensive classification of fractures of long bones[M]. Berlin:

Springer, 1990.

[12] Zhang R, Yin Y, LI A, et al. Three-column classification for acetabular fractures[J]. Journal of Bone and Joint Surgery, 2019, 101(22): 2015−2025.

[13] 周东生. 髋臼骨折的治疗进展及思考［J］. 中国骨伤，2016，29（004）：293−297.

[14] Létournel E, Judet R, Elson R A. Fractures of the acetabulum[M]. 2nd ed. Berlin: Springer-Verlag, 1993.

[15] Matta J. Fractures of the acetabulum; Accuracy of reduction and clinical results in patients managed operatively within three weeks after the injury[J]. J Bone Joint Surg Am, 1996, 78(11): 1632−1645.

[16] Bhandari M, Matta J, Ferguson T, et al. Predictors of clinical and radiological outcome in patients with fractures of the acetabulum and concomitant posterior dislocation of the hip[J]. J Bone Joint Surg Br, 2006, 88(12): 1618−1624.

[17] Mayo K A. Open reduction and internal fixation of fractures of the acetabulum. Results in 163 fractures[J]. Clin Orthop Relat Res, 1994, 305: 31−37.

[18] Hammers L W, Cohn S M, Brown J M, et al. Doppler color flow imaging surveillance of deep vein thrombosis in high-risk trauma patients[J]. J Ultrasound Med, 1996, 15(1): 19−24.

[19] O'malley K F, Ross S E. Pulmonary embolism in major trauma patients[J]. J Trauma, 1990, 30(6): 748−750.

[20] Webb L X, Rush P T, Fuller S B, et al. Greenfield filter prophylaxis of pulmonary embolism in patients undergoing surgery for acetabular fracture[J]. J Orthop Trauma, 1992, 6(2): 139−145.

[21] Geerts W H, Code K I, Jay R M, et al. A prospective study of venous thromboembolism after major trauma[J]. N Engl J Med, 1994, 331(24): 1601−1606.

[22] Gruen G S, Mcclain E J, Gruen R J. The diagnosis of deep vein thrombosis in the multiply injured patient with pelvic ring or acetabular fractures[J]. Orthopedics, 1995, 18(3): 253−257.

[23] White R H, Goulet J A, Bray T J, et al. Deep-vein thrombosis after fracture of the pelvis: assessment with serial duplex-ultrasound screening[J]. J Bone Joint Surg Am, 1990, 72(4): 495−500.

[24] Giannoudis P V, Grotz M R, Papakostidis C, et al. Operative treatment of displaced fractures of the acetabulum. A meta-analysis[J]. J Bone Joint Surg Br, 2005, 87(1): 2−9.

[25] 周钢，陈鸿奋，王富民，等. 髋臼骨折术后并发症的荟萃分析［J］. 中华创伤骨科杂志，2013，015（008）：653−659.

[26] 朱仕文，王满宜，吴新宝，等. 经单一 Kocher-Langenbeck 入路治疗复合髋臼骨折［J］. 中华医学杂志，2011，91（005）：327−330.

[27] 朱仕文，王满宜，吴新宝，等. 髋臼骨折手术并发症的预防［J］. 中华外科杂志，2003，41（005）：342−345.

[28] Thomasprued I，Richardebuckle Y，Christophergmora N，等. 骨折治疗的 AO 原则［M］. 曾炳芳主译. 上海：上海科学技术出版社，2010.

[29] Siebenrock K A, Gautier E, Ziran B H, et al. Trochanteric flip osteotomy for cranial extension and muscle protection in acetabular fracture fixation using a Kocher-Langenbeck approach[J]. J Orthop Trauma, 2006, 20(1 Suppl): S52−56.

[30] Heck B E, Ebraheim N A, Foetisch C. Direct complications of trochanteric osteotomy in open reduction and internal fixation of acetabular fractures[J]. Am J Orthop (Belle Mead NJ), 1997, 26(2): 124−128.

[31] Életournel J R. Fractures of the acetabulum[M]. Berlin Heidelberg: Springer-Verlag, 1981.

[32] Alonso J E, Davila R, Bradley E. Extended iliofemoral versus triradiate approaches in management of associated acetabular fractures[J]. Clin Orthop Relat Res, 1994, 305: 81−87.

[33] Cole J D, Bolhofner B R. Acetabular fracture fixation via a modified Stoppa limited intrapelvic approach. Description of operative technique and preliminary treatment results[J]. Clin Orthop Relat Res, 1994, 305: 112−123.

[34] Keel M J, Ecker T M, Cullmann J L, et al. The Pararectus approach for anterior intrapelvic management of acetabular fractures: an anatomical study and clinical evaluation[J]. J Bone Joint Surg Br, 2012, 94(3): 405−411.

[35] Marvintil E. 第 2 卷，髋臼 // 骨盆与髋臼骨折：治疗原则与技术［M］. 4th ed. 张伟、孙玉强、张长青，主译. 上海：上海科学技术出版社，2016.

[36] Parker P J, Copeland C. Percutaneous fluoroscopic screw fixation of acetabular fractures[J]. Injury, 1997, 28(9-10): 597-600.

[37] Yang J H, Chouhan D K, Oh K J. Percutaneous screw fixation of acetabular fractures: applicability of hip arthroscopy[J]. Arthroscopy, 2010, 26(11): 1556-1561.

[38] 赵春鹏，王军强，苏永刚，等 . 机器人辅助经皮螺钉内固定治疗骨盆和髋臼骨折［J］. 北京大学学报（医学版），2017，49（02）：274-280.

[39] Moed B R, Willsoncarr S E, Watson J T. Results of operative treatment of fractures of the posterior wall of the acetabulum[J]. J Bone Joint Surg Am, 2002, 84(5): 752-758.

[40] Kreder H J, Rozen N, Borkhoff C M, et al. Determinants of functional outcome after simple and complex acetabular fractures involving the posterior wall[J]. J Bone Joint Surg Br, 2006, 88(6): 776-782.

[41] Butterwick D, Papp S, Gofton W, et al. Acetabular fractures in the elderly: evaluation and management[J]. J Bone Joint Surg Am, 2015, 97(9): 758-768.

[42] Daurka J S, Pastides P S, Lewis A, et al. Acetabular fractures in patients aged >55 years: a systematic review of the literature[J]. Bone Joint J, 2014, 96-B(2): 157-163.

[43] Mouhsine E, Garofalo R, Borens O, et al. Acute total hip arthroplasty for acetabular fractures in the elderly: 11 patients followed for 2 years[J]. Acta Orthop Scand, 2002, 73(6): 615-618.

[44] Herscovici D, Lindvall E, Bolhofner B, et al. The combined hip procedure: open reduction internal fixation combined with total hip arthroplasty for the management of acetabular fractures in the elderly[J]. J Orthop Trauma, 2010, 24(5): 291-296.

[45] Chakravarty R, Toossi N, Katsman A, et al. Percutaneous column fixation and total hip arthroplasty for the treatment of acute acetabular fracture in the elderly[J]. J Arthroplasty, 2014, 29(4): 817-821.

[46] Romness D W, Lewallen D G. Total hip arthroplasty after fracture of the acetabulum. Long-term results[J]. J Bone Joint Surg Br, 1990, 72(5): 761-764.

[47] Bellabarba C, Berger R A, Bentley C D, et al. Cementless acetabular reconstruction after acetabular fracture[J]. J Bone Joint Surg Am, 2001, 83(6): 868-876.

[48] Weber M, Berry D J, Harmsen W S. Total hip arthroplasty after operative treatment of an acetabular fracture[J]. J Bone Joint Surg Am, 1998, 80(9): 1295-1305.

第九章
股骨颈骨折

目前，中国人股骨颈骨折的发生已占到全身骨折的3.6%，占髋部骨折的48%～54%。股骨颈骨折最常见的人群是老年患者，多由跌倒等低能量损伤引起。青壮年股骨颈骨折多由高能量暴力损伤造成，仅占此部位骨折患者的3%。随着影像学技术及设备、内固定材料及设计、治疗理念及手术技术的进步，青壮年股骨颈骨折的治疗效果已得到显著改善。

一、应用解剖

与股骨颈骨折的治疗和临床预后关系最为密切的临床解剖特点是股骨头的血供。股骨头的血供主要分为三组（图9-1）：一是股骨颈囊外动脉环，主要在股骨颈基底部；二为股升动脉，主要在股骨颈的表面；三是股骨圆韧带动脉。

旋股内侧动脉在后侧发出分支形成囊外动脉环；旋股外侧动脉在前侧发出分支形成囊外动脉环；近端股骨的血运更多依赖旋股内侧动脉供应。股骨颈骨折有可能损伤股升动脉，从而破坏股骨头血供。骨折后关节囊内出血和血肿，导致股骨颈内血管扭曲、撕裂和阻断，也可能导致股骨头内血供中断。新的治疗方法，特别是内固定方法对股骨颈、头部血供的影响还是需要认真关注的。

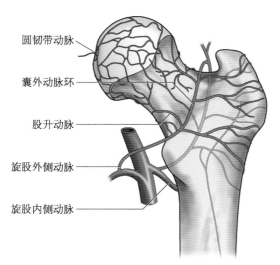

圆韧带动脉

囊外动脉环

股升动脉

旋股外侧动脉

旋股内侧动脉

图9-1　股骨颈血供分布

二、损伤机制与分型

对青壮年人群来说，股骨颈骨折通常由高能量暴力引起，如高处坠落伤或高速交通事故伤。损伤机制一般是下肢在外展位时遭受严重轴向暴力撞击。全面、完整的体格检查和影像学检查是青壮年股骨颈骨折患者临床评估的基础，可早期发现患者是否存在并存损伤。

目前股骨颈骨折的临床分型较多，临床关注点各有侧重，用于指导治疗选择和预后判断的意义不同。当前常用和文献报道的分型有：① 解剖部位分型；② Garden 分型；③ Pauwels 角及分型；④ AO/OTA 分型；⑤ 颈垂（vertical of the neck axis, VN）角分型。

近期，上海交通大学附属第六人民医院骨科报道了一个新的角度，即骨折线与股骨颈轴线的垂线之间的夹角，称之为"颈垂角"（VN 角）。VN 角单纯用骨折线与股骨颈轴线的垂直角度来表示，更加简单直接地表达了单纯动力加压固定（平行于股骨颈轴线）与骨折线之间的关系（图 9-2）。该观点认为，当骨折线与股骨颈轴线完全垂直时，VN 角接近 0°；当骨折线趋向垂直时，VN 角的数值为正值；趋向水平时则为负值。基于骨折的 VN 角设计了一个新的分型系统，即将股骨颈骨折分为四型：Ⅰ 型的 VN 角 < 0°；Ⅱ 型的 VN 角为 0°～10°；Ⅲ 型的 VN 角为 10°～15°；Ⅳ 型的 VN 角 > 15°。研究发现，当 VN 角 > 10° 时，单纯空心钉内固定的失败率开始显著增高。当为 Ⅳ 型时，其内固定失败率达到了 65.45%。这一研究结果以及分型系统为股骨颈骨折的内固定选择提供了很好的指导意义。

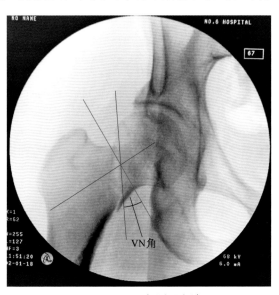

图 9-2　VN 角测量方法

三、治　疗

多年来，青壮年股骨颈骨折的治疗一直存在很多争议之处，包括手术指征、手术时机、切开复位或闭合复位、手术入路和内固定方法的选择等。与老年股骨颈骨折相比，由于青壮年股骨颈骨折大多是高能量损伤，患者身体因素包括骨质量、生理年龄、骨折形态、生物力学要求等使得青壮年股骨颈骨折的治疗相当具有挑战性[1]。目前形成的最基本的共识是，无论选择何种内固定治疗方法，青壮年股骨颈骨折的治疗目标仍是解剖复位和稳定内固定。

青壮年股骨颈骨折的内固定是创伤骨科手术领域的一个挑战。自 1858 年德国外科医生 Von Langenbeck 首次使用镀银螺钉（sliver screw）内固定治疗股骨颈骨折以来的 160 余年里，用于股骨颈骨折内固定治疗的植入物和技术不断发展进步[2]。特别在最近的 10 年间，各种内固定方法日新月异、层出不穷。即使各种内固定植入物和各种技术存在很大的差异，每一种方法和技术都有其独特的优点和缺点。

传统的固定方法，包括平行拉力空心螺钉（parallel lag cannulated screw, PLCS）和动力髋螺钉（dynamic hip screw, DHS）或滑动髋螺钉（sliding hip screw, SHS）。已经有大量的研究指出，这两种传统内固定方法在患者的预后方面有相似的结果，这使得选择一个最佳的固定策略变得困难。无论采取何种固定方法，骨折复位质量是为骨折愈合创造良好环境的首要也是最重要因素。然而，即使复位质量优良，依然有并发症不断出现（图 9-3），包括骨不连、股骨头缺血性坏死和髋关节功能不良等。2015 年，一项包含了 41 项有关青壮年股骨颈骨折内固定治疗研究的 Meta 分析发现，单纯股骨颈骨折内固定术后再手术率为 20%，其中股骨头缺血坏死（avascular necrosis of femoral head, ANFH）率为 14.35%，骨不连率为 9.3%，而这两项并发症是再手术的最常见原因[3]。

（一）传统的固定方法

目前，临床上治疗青壮年股骨颈骨折最常用的内固定植入物主要包括：PLCS 和动力

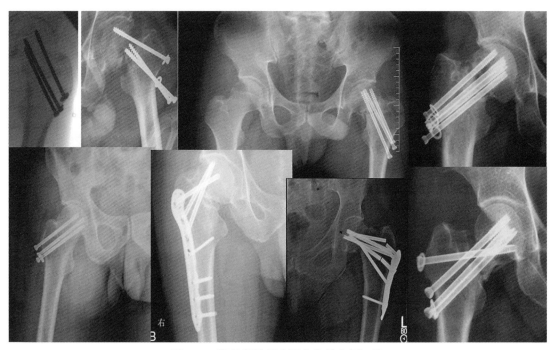

图 9-3　股骨颈骨折内固定失效病例汇总

髋螺钉（dynamic hip screw, DHS）。这两种内植物最主要的固定机制是在骨折断端提供加压（一期）和滑动（二期），使得内植物和骨折断端共同分担应力（loading bearing）。

采用 PLCS 治疗青壮年股骨颈骨折通常采用 3 枚直径为 6.5～8.0 mm 的空心螺钉，以倒三角和正三角构型植入。3 枚螺钉植入的部位对于骨折愈合和防止内翻塌陷是非常重要的。一般建议，螺钉应该在股骨颈内尽可能分散植入，远端螺钉沿着股骨距，近端螺钉植入时在侧位片上尽量沿后侧股骨距或皮质植入。这种植入构型被证实可以减少骨不连、畸形愈合、内植物切出以及内固定失效的风险。这种固定方法的优点包括：沿预先植入的导针植入更精准、费用低、骨量丢失少、可微创经皮植入等；但这种固定也存在一些劣势：包括对骨折断面的压缩缺乏控制、无法提供角稳定固定；使用拉力螺钉固定的另一个缺点是一旦这些拉力螺钉没有平行植入，则会对骨折断端的加压产生不利影响。

DHS 联合或不联合一枚抗旋螺钉也是固定股骨颈骨折的另一个经典的固定方法。滑动的髋螺钉可以对骨折断端进行加压以及滑动，以促进骨折的愈合。它可以被理解为一块可滑动的接骨板，而非稳定固定角度的螺钉。对股骨颈骨折的固定稳定有限，特别是旋转稳定性，所以常规推荐联合一枚抗旋螺钉。由于缺乏内侧支撑，有时内翻塌陷无法避免，螺钉可能从上方切出。直径较大的滑动螺钉植入时的扭矩较大易使骨折移位。此外，直径较大的滑动螺钉会对股骨头骨质和血运造成破坏，而且常有侧方的接骨板较厚引起的软组织刺激。尽管 DHS 的侧方钢板钉孔数量可以为 2～20 孔，但有研究发现使用 2 孔侧方钢板和 4 孔侧方钢板在模拟的生理载荷循环中的强度和失效载荷是相同的。髋螺钉植入的位置也曾被广泛研究，目前建议植入的位置应该使尖顶距（tip-apex distance, TAD）＜ 25 mm，以降低髋螺钉切除的风险。如果不使用抗旋螺钉而单独使用 DHS 时，由于只有一枚髋螺钉，也就避免了使用 PLCS 时必须做到的平行植入。

2014 年有学者发起了针对美国创伤骨科医师协会（Orthopaedic Trauma Association, OTA）会员的一项专家意见调查，询问关于青壮年垂直型股骨颈骨折的内固定治疗选择 [4]。在回复问答的 272 位骨科医师中，47.2% 优选 DHS 或滑动髋螺钉（sliding hip screw, SHS）联合抗旋螺钉，选择 PLCS 联合偏轴螺钉占 28%，选择 PLCS 的占 15.1%，其他方法都不超过 10%。在内固定选择理由方面，71% 选择内固定的依据是生物力学稳定性，而其他微创、更少的并发症、技术难度低等理由各自也都不超过 10%。由此不难看出，就青壮年股骨颈骨折而言，生物力学稳定性可能最重要，是对骨折预后影响最大的因素。

除了传统的 DHS 或 SHS 外，有学者和器械公司也对这种传统的内固定装置进行不断地创新。2017 年，有学者对 DePuy-Synthes 公司新设计的股骨颈系统（Femoral Neck System，FNS）进行了实体生物力学评估。FNS 有一个铰接式刀片和螺钉结构，对股骨头骨折块不产生旋转力矩，并保护暂时解剖性复位。它可以通过减轻旋转移位的负面影响来优化滑动髋螺钉的机械优势。在伴后侧粉碎的 Pauwels Ⅲ 型骨折模型上比较 4 种内固定：DHS－螺钉头、DHS－螺旋刀片（第二代）、FNS 和 PLCS，发现 FNS 与第二代 DHS 相当，明显优于传统的 DHS 和 PLCS，具有微创固定优势，是治疗不稳定股骨颈骨折的有效选择[5]。2018 年，有学者通过人工骨实体生物力学研究比较了 3 种不同的 SHS 设计：传统的螺钉头（screw）、螺旋刀片头（blade）和螺钉-锚钉头（screw-anchor, RoSA）[6]。新型设计的 RoSA 在稳定性和股骨颈短缩方面明显优于传统的 SHS，植入物的失效载荷、刚度、股骨头位移、抗骨折移位能力等与 SHS 相比优势明显，但是这些与 Blade 无差别。Synthes 公司新开发的动力螺旋髋螺钉系统（dynamic helical hip system, DHHS）是 SHS 结构的一种改进，包括侧方的锁定加压接骨板和一个螺旋刀片髋螺钉代替了传统的螺纹髋螺钉。采用螺旋刀片的设计目标在于提升了髋螺钉切出的阻力并增强了抗旋转稳定性。与传统的 PLCS 和 SHS 相比，新设计的 DHHS 在治疗青壮年股骨颈骨折时的主要优点是在植入螺旋刀片时没有明显的旋转拧入动作以及扭转力矩，因而能够很好地维持复位和稳定骨折，而不会增加额外的旋转畸形风险[7]。

这两种固定方法的固定理念仍然是在骨折愈合过程中，使骨折断端有方向性地塌陷滑动以进行加压，进而促进愈合。但生物力学和临床结果却差异较大。已经有众多的研究比较了 PLCS 和 DHS 治疗青壮年股骨颈骨折效果，但哪一种固定方式最佳还没有形成明确的共识。一项前瞻性随机对照研究（randomized controlled trial, RCT）比较了 40 例接受 SHS 和 45 例接受 PLCS 的病例结果[8]，其中切开复位的病例被排除，结果发现两组在骨折愈合时间、愈合率和功能评分等无明显差异。SHS 组的手术时间、皮肤切口更长，术中失血量更大[8]。这与另一项相似设计涵盖 1974—2017 年比较了 SHS 和 PLCS 的众多研究的 Meta 分析发现的结果类似[9]。两种固定方法的髋关节 Harris 评分（Harris hip screw, HHS）没有明显差异。从 Meta 分析的合并数据发现，SHS 固定组的术后并发症更少、愈合时间更短[9]。

一项研究表明，内植物的选择应该主要取决于骨折类型、颈部骨折部位和 Pauwels 角度大小，其中骨折类型是选择理想内植物最重要的决定因素[10]。这项研究综合分析了以往多项生物力学研究的结果，这些研究比较了不同骨折类型中的极限强度、循环失效载荷以及股骨头位移情况，通过这些比较，这项研究发现：当采用 PLCS 固定时，与头下型和经颈型骨折类型相比，不稳定的颈基底部骨折的极限破坏载荷最低，但是固定强度没有下降[10]。这一研究的另一项发现是与 PLCS 和 SHS 相比，头端髓内钉固定对 Pauwels Ⅲ 型骨折固定的轴向载荷更强[10]。2017 年，Lancet 发表的 FAITH 研究（Fixation using Alternative Implants for the Treatment of Hip Fractures）是一项大型多中心 RCT 研究，其比较了 SHS 和 PLCS 两种固定方法的再手术率，以及医疗相关不良事件和股骨头坏死情况等[11]。随机分配到接受 SHS 固定的病例有 557 例、PLCS 固定的有 551 例。尽管两组的再手术率没有差异，但 SHS 固定的股骨头坏死率为 9%，明显高于 PLCS 组的 5%。对这种差异的一个解释理论是 SHS 结构无法控制旋转畸形，特别是在植入时和最终拧紧锁死时会引入旋转畸形。PLCS 和 DHS 结构显示了不同的愈合率，在一些研究中，差异甚至高达 73%；然而，骨不连、内翻塌陷、股首颈短缩和 ANFH 等并发症仍然是一个问题，发生率高达 27%。

（二）非传统固定方法

1. 单纯螺钉固定

除了传统的 3 枚平行空心骨松质拉力螺钉即 PLCS 固定外，近些年来单纯采用螺钉固定股骨颈骨折的技术也是日新月异，其中各种偏轴螺钉固定技术以及多种全螺纹螺钉的应用使得螺钉固定股骨颈骨折的治疗效果进一步被提升。

（1）偏轴螺钉固定：顾名思义即在原有平行螺钉的基础上一枚甚至多枚螺钉并不沿着股骨颈的轴线植入，在一个或多个平面中成一定角度交叉固定，也可以简单理解为螺钉非平行构型植入。综合最近几年偏轴螺钉的理念，又可以将偏轴螺钉固定技术简单地划分为 α 构型螺钉固定和 F 构型螺钉固定。

1）α 构型螺钉固定：除了平行的 PLCS 螺钉外，从股骨大转子外侧壁与垂直骨折线正交植入一枚水平或横行螺钉（图 9-4），由此而构成的构型被称为 α 构型螺钉固定。不同文献中对这枚横行植入的螺钉命名不同，总结下来有偏轴（off-axis screw）、横行（transverse screw）、交叉（cross screw）、转子（trochanteric screw）、Pauwels（Pauwels screw）等多种称谓[12, 13]。一般建议首先垂直于骨折线植入横行偏轴螺钉可以对骨折线进行加压，其后在沿股骨颈轴线植入平行螺钉。骨折面之间的加压，可以增加抗剪切力[12]。因而，其适应证是垂直型股骨颈骨折。从 2012 年至今，不断有学者对这种 α 构型螺钉固定方法进行生物力学评估（表 9-1）[14-20]。这些生物力学实验，特别是实体实验用不同的骨标本制作了相同的骨折模型，采用相似的实验方案，得出的实验结论基本趋势一致。α 构型螺钉固定方法抗剪切力更强，横行植入的螺钉使整体获得很好的把持力。由于横行植入螺钉的高低，使得横行螺钉出现两种固定形态：单皮质固定和双皮质固定，进而造成不同实验之间的结果也略有差异。

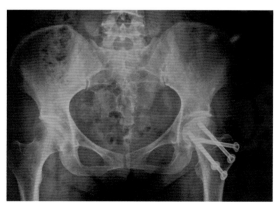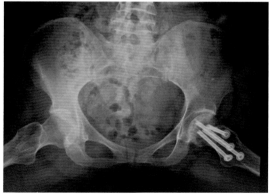

图 9-4　α 构型螺钉固定病例

表 9-1 2012—2020 年对 α 构型螺钉固定进行的生物力学评估

年份	骨折模型	固定方法	横行螺钉水平	固定皮质*	结论	证据水平
2012[14]	Pauwels Ⅲ型	CS vs. XCS vs. FNLP vs. AMBI①	小转子上	双皮质	XCS 固定强度明显强于传统的 CS 和 DHS	生物力学（人工骨）静态
2013[15]	Pauwels Ⅲ型	PLCS vs. α 固定②	颈中下部	双皮质	横行螺钉明显改善了力学强度	生物力学（尸体骨）静态
2014[16]	Pauwels Ⅲ型	α 固定 vs. 完整模型	颈中上部	单皮质	α 固定无法获得与完整骨同等的力学强度	生物力学（人工骨）
2014[17]	Pauwels Ⅲ型	PLCS vs. α 固定（4）vs. α 固定（3）vs. 完整模型③	颈中上部	单皮质	横行螺钉增加了稳定性	生物力学（人工骨）静态
2017[18]	Pauwels Ⅲ型	PLCS vs. α 固定 vs. CHS④	颈上部	单皮质	CHS 强于 α 固定和 PLCS；α 固定和 PLCS 之间无差别	生物力学（人工骨）动态
2019[19]	Pauwels Ⅲ型	PLCS vs. α 固定（单）vs. α 固定（双）⑤	颈上部和下部	单皮质和双皮质	α 构型双皮质固定明显强于其他两者；单皮质固定的骨端分离明显	生物力学（人工骨）动态
2020[20]	Pauwels Ⅲ型	α 固定 vs. PLCS+P vs. 菱形 vs. 倒三角 vs. 正三角⑥	颈下部	单皮质	α 构型和内侧支撑接骨板提供最强稳定性和最小的骨折块间微动；α 构型的植入应力相对较低	生物力学（有限元分析）

注：① CS，3 枚 6.5 mm 平行骨松质螺钉（three parallel cancellous screws）；XCS，偏轴螺钉固定，2 枚 6.5 mm 骨松质拉力螺钉沿股骨颈方向植入 1 枚 4.5 mm 横行骨皮质螺钉固定至股骨距；AMBI，标准两孔 135° AMBI 加压髋螺钉（施乐辉公司）联合 1 枚 6.5 mm 空心防旋拉力骨松质螺钉。② PLCS：3 枚 7.3 mm 空心螺钉倒三角构型固定；α 固定：2 枚 7.3 mm 空心螺钉于颈近端平行植入，1 枚 4.5 mm 骨皮质螺钉横行植入。③ PLCS：3 枚 6.5 mm 螺钉倒三角构型固定；α 固定（4）：3 枚平行螺钉倒三角固定联合 1 枚横行螺钉；α 固定（3）：2 枚平行螺钉联合 1 枚横行螺钉。④ PLCS：3 枚 6.5 mm 螺钉倒三角构型固定；α 固定：2 枚 6.5 mm 平行螺钉于颈近端植入联合 1 枚 6.5 mm 横行螺钉。CHS：加压髋螺钉（compression hip screw）130° 联合 1 枚 6.5 mm 防旋螺钉。⑤ PLCS：3 枚 6.5 mm 螺钉倒三角构型固定；α 固定（单）：2 枚 6.5 mm 平行螺钉纵行植入联合 1 枚 6.5 mm 空心横行螺钉经颈上部植入头下部骨松质内；α 固定（双）：2 枚 6.5 mm 平行螺钉纵行植入联合 1 枚 4.5 mm 骨皮质横行螺钉经颈下部植入股骨距皮质。⑥ α 固定：倒三角构型联合 1 枚横行螺钉单皮质固定；PLCS+P：倒三角螺钉构型联合一块内侧支撑接骨板；菱形：4 枚平行成长菱形分布构型螺钉固定。

α 构型螺钉固定的临床研究报道并不多。2017 年，有学者报道了小样本量的临床系列研究[12]。共 20 例垂直型股骨颈骨折患者，平均年龄 38.7 岁，接受了 α 构型螺钉固定：2 枚 7.0 mm 平行螺钉联合 1 枚 7.0 mm 横行螺钉单皮质固定。2 枚平行螺钉沿股骨颈轴线偏颈远端植入，横行螺钉则于颈中部植入。经过 24 个月随访，16 例愈合。其中 2 例骨折不愈合经过转子间外翻截骨刃钢板固定后愈合，2 例患者发生股骨头坏死接受全髋关节置换治疗。作者总结认为这种构型的固定方法能够成功治疗垂直型股骨颈骨折。但其 20%（4/20）的并发症率还是需要谨慎决策。2019 年，中国学者报道了到目前为止病例量最大的一项关于 α 构型螺钉固定的 RCT 研究[21]，该研究共纳入 60 例 Pauwels Ⅲ 型股骨颈骨折病例，平均年龄 56.2 岁，采用传统倒三角 PLCS 固定 30 例，α 构型螺钉固定 30 例。经过平均 13 个月左右的随访，发现 α 构型螺钉固定组的髋关节 Harris 评分（Harris hip score, HHS）高于传统固定组且股骨颈短缩明显减少，而视觉疼痛评分（visual analogue scale, VAS）、欧洲五维健康量表（EuroQol five dimensions questionnaire, EQ-5D）评分及并发症发生率无明显差异。综合目前获得的临床研究结果和生物力学试验结果，α 构型螺钉固定的技术细节还需要规范，其治疗垂直型股骨颈骨折的效果还需要进一步明确。

2）F 构型螺钉固定：偏轴螺钉固定中还有一种比较特殊的方法，即 F 构型螺钉固定。F 型固定最初是在 2011 年由保加利亚医生 Filipov O 提出的，他提出双平面双支撑螺钉固定（biplane double-supported screw fixation, BDSF）技术。3 枚空心拉力螺钉植入股骨颈后，在髋关节前后位 X 线影像上呈字母 F 形，2 枚螺钉沿股骨颈轴向纵行植入，其中一枚贴股骨颈远侧皮质植入（第二枚）；另一枚螺钉以低位进针点，一般低于小转子下缘水平向股骨头内、贴股骨颈远侧皮质植入，与第二枚螺钉交叉（第三枚）（图 9-5）。因此在冠状面上形成双支撑点，即内侧支撑点在股骨颈远侧皮质（股骨距处），有第二和第三

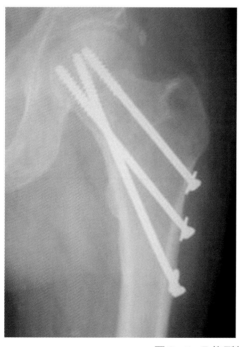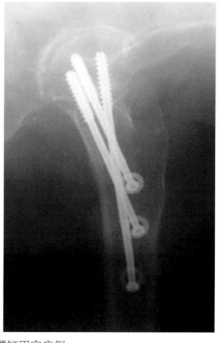

图 9-5 F 构型螺钉固定病例

枚螺钉于皮质处交叉形成支撑（交叉支撑）及外侧支撑点，3 枚螺钉在股骨干外侧皮质的螺钉进钉点分散形成（分散支撑）。在髋关节侧位 X 线片上，前两枚螺钉于颈的前侧向头前部植入，第三枚螺钉于颈的后侧向后植入，在后侧皮质处形成支撑。Filipov 提出 F 型固定的适应证是 Garden Ⅰ ～ Ⅳ 型骨折，并进行了一系列的研究报道。2011 年最初的临床研究为病例系列研究[22]，共 88 例股骨颈骨折患者接受了 F 型固定，平均年龄 76.9 岁（38 ～ 99 岁），Garden Ⅰ 型 3 例（3.41%）、Garden Ⅱ 型 1 例（1.14%）、Garden Ⅲ 型 9 例（10.23%）、Garden Ⅳ 型 75 例（85.02%），经过短期平均 8.06 个月的随访，骨折愈合率达到 98.86%，平均 HHS 评分 84.26，优良率达到 65.90%。2015 年，Filipov 对 BDSF 固定进行了生物力学研究[23]。通过尸体骨模型模拟了 AO/OTA31－B2.2 型股骨颈骨折，比较了传统的倒三角构型 PLCS 和 BDSF，通过静态和动态实验发现与常规固定相比，力学情况越不稳定，BDSF 的稳定性越好。BDSF 在各种生理载荷中维持持续稳定。在垂直压缩载荷情况（模拟站立位）下，股骨距皮质支撑螺钉增强了支撑和角稳定性，近端螺钉提供了抗张力；在前后弯曲载荷（模拟坐姿起立）下，远端螺钉后侧皮质支撑抵抗了前后向移位，另两枚前方的螺钉提供了抗张力。2017 年，Filipov 再次报道了更大样本量的病例系列研究[24]，该研究共纳入 207 例骨折，平均年龄 76 岁（38 ～ 99 岁），其中 Garden Ⅲ 型 15 例（5.2%）、Garden Ⅳ 型 192 例（92.8%），经过平均 29.6 个月的随访，骨折愈合率仍高达 96.6%，不愈合率仅 3.4%，股骨头坏死率为 12.1%，平均 HHS 评分 86.2。由于 F 型固定理念创新，其已经得到不少的关注，甚至《美国骨科医师协会杂志》（*Journal of The American Academy of Orthopaedic Surgeons*, JAAOS）在 2019 年专门对 BDSF 的技术细节进行了专刊报道[25]，但目前报道的临床结果还是令人震惊和值得深思。按照目前形成的共识，一般对超过 65 岁的老年股骨颈骨折患者而言内固定并不是首选，而且内固定后骨折不愈合、股骨头坏死等并发症率一直影响着该年龄人群的最终结局。老年患者的骨质疏松问题也会影响内固定的稳定性，内固定失败率必然不低。高龄患者往往无法接受再次手术。此外，BDSF 固定的另一隐患是医源性转子下骨折风险，这也是应用 BDSF 技术时不得不考虑的一个问题。到目前为止还没有 BDSF 针对性应用于垂直型股骨颈骨折相关研究的报道。

（2）长度稳定结构：股骨颈骨折内固定后，特别是采用带滑动机制的内固定后，可能会出现不同程度的股骨颈短缩而导致后遗症。实际上，股骨颈出现短缩可能发生在术前或术中，例如股骨颈骨折外翻嵌插或术中对骨折进行加压时。股骨颈长度缩短后导致髋关节外展力臂短缩进而出现步态障碍，同时内固定松动退钉导致髋部外侧内植物突出会有引起大转子区疼痛及相关刺激症状。已经有文献明确无移位和有移位的股骨颈骨折愈合患者的生活质量不同，因而如何获得骨折愈合且无颈短缩是一个重要的挑战[26]。为此，有学者采用全螺纹螺钉治疗股骨颈骨折，其中全螺纹螺钉发挥了长度稳定结构的作用[27, 28]。使用原理是在骨折复位后受限植入带滑动机制的内植物空心拉力螺钉或 DHS 等对骨折进行一期的加压，而后再植入全螺纹螺钉以发挥长度稳定的结构确保骨折愈合且无短缩。初期的滑动内植物保留一部分与全螺纹螺钉共存（混合植入），或一期加压后将滑动内植物完全替换为全螺纹螺钉（单一植入）。文献报道的临床研究纳入的是 Garden Ⅰ～Ⅳ型骨折[28]。到目前为止，将长度稳定结构应用于垂直型股骨颈骨折治疗的临床研究并不多。近期分别有两项采用有限元分析的生物力学研究涉及了对长度稳定结构的分析[29, 30]。2018 年，有学者对 5 种不同的螺钉组合构型进行了有限元分析比较，分别是正三角构型（近端 1 枚半螺纹联合远端 2 枚全螺纹）、倒三角（近端 2 枚全螺纹联合远端 1 枚半螺纹）、前三角（前侧 1 枚半螺纹联合后侧 2 枚全螺纹）、后三角（前侧 2 枚全螺纹联合后侧 1 枚半螺纹）以及纵行构型（3 枚螺钉纵行排列，中间 1 枚半螺纹，近端和远端分别 1 枚全螺纹）。实验总结认为正三角组合构型对不稳定 Pauwels Ⅲ 型骨折固定效果最强[29]。2020 年，该团队再次使用有限元分析评估了全螺纹组合螺钉构型与传统 PLCS 各种构型[30]，再次强调了使用全螺纹长度稳定结构对不稳定 Pauwels Ⅲ 型骨折固定的生物力学优势。

前述的全螺纹螺钉指的是传统意义上的具有标准钉尾、体部圆柱形、等螺距的全螺纹空心螺钉（fully threaded cannulated screw, FTCS）[27, 28]，这种螺钉对维持股骨颈长度具有一定的现实意义。但随着内固定设计理念的不断创新，一种新的全螺纹螺钉也被逐渐应用于股骨颈骨折的治疗，即全螺纹无头空心螺钉（fully threaded headless cannulated screws, FTHCS）。这种螺钉在许多方面与众不同，带螺纹钉尾、体部圆锥状、螺距渐变等。虽然两者都是全螺纹螺钉，但是它们对骨折断面施加的固定机制是完全不同的[31]。FTCS 一旦植入后起到了非滑动、长度稳定进而避免股骨颈短缩的固定模式，这也意味着它无法发挥为骨折愈合提供滑动加压的机制，即拉力螺钉的作用。因此，在术后，当骨折断端吸收重塑过程中或畸形愈合时可能在骨折端会出现明显的间隙，尤其是在用于粉碎性股骨颈骨折的治疗时[32]。另一方面，PLCS 不仅在手术中提供一期滑动加压的作用，在术后恢复期也能起到二期动态滑动的作用。但是近端的头颈骨折块和 PLCS 可能一起向外侧和远端移位，从而导致股骨颈短缩和螺钉向外侧移位松动，尤其是在粉碎性股骨颈骨折时。具有全螺纹、锥形轮廓和可变螺距[33-37]的 FTHCS 发挥的功能则处于 FTCS 和 PTS 之间，既有静态的滑动或加压（缓慢渐进滑动），又有一定的长度稳定特性（长度控制结构）。FTHCS 通过两种可能的机制来对两个骨折块起到滑动或加压作用[31]。第一个，FTHCS 整体的全螺纹锥形设计使得螺纹在每前进一圈时都可以锚到更多新骨已获得骨折端之间的压缩和最大拔出强度；第二个，可变螺距的螺纹（在螺钉的尖端使用更宽的螺纹）使得螺钉植入时的速度更快并且逐渐对两个骨折块进行加压。正是上述两种机制使得骨折愈合过程中近端骨折块也可以沿着螺钉纵轴进行一定程度的滑动。同时，全螺纹的布局可以更好地处理骨折愈合过程中身体加载的循环负重载荷，并起到类似于 FTCS 的长度稳定作用。

在使用 FTHCS 治疗股骨颈骨折的过程中，国内的学者们提出了一种新的螺钉内固定方法：静力加压内侧支撑螺钉内固定（static compression medial buttress screw fixation），简称加压支撑螺钉固定（compression buttress screw fixation, CBS）[31, 33, 36, 37]，即 FTHCS 联合半螺纹空心拉力螺钉（混合植入），采用正三角构型（图 9-6），2 枚 FTHCS 于颈远侧植入发挥对下、内、后的支撑抗剪切，以及适度微量动态滑动加压（在一期植入时和二期愈合过程中）和长度相对稳定的作用；1 枚半螺纹空心拉力螺钉于近端植入发挥抗张、一期加压的作用。因为在完全使用 3 枚 FTHCS（单一植入）时出现了一种非典型的内固定松动模式，即 FTHCS 螺钉通过股骨头关节面向内侧穿入或向上方切出[31]。分析认为，这可能与螺钉的植入构型和几何形态设计有重要关系。首先，无头螺钉末端锋利的螺纹可以与股骨近端外侧皮质切割锁定，使得螺钉和远端骨成为一个整体。其次，由于螺钉的锥形轮廓和可变螺纹使得股骨头近端骨折块相对容易沿着螺钉方向滑移。最后，FTHCS 螺钉具有相对较小横断面的锋利尖端，并向软骨下骨突出，使得螺钉发生内侧移位的阻力更小。事实上，内固定失效可能并不是由于螺钉向内侧的移位，而是由于股骨头骨块向外侧相对的滑动和塌陷。以上各种因素导致螺钉易于向内穿入，特别是后侧皮质螺钉。同时，我们还发现在出现这些螺钉特殊松动并发症的病例采用的均是 3 枚 FTHCS 单一植入且呈倒三角构型的固定。在这里需要指出，FTHCS 螺钉由于其特殊的设计，其抗压应力的强度明显高于 PTS 螺钉，而前者的抗张应力的强度则明显弱于后者。采用 3 枚 FTHCS 倒三角固定时，远端 1 枚螺钉对抗剪切及压应力的强度不够，近端 2 枚 FTHCS 对抗股骨颈近端张应力的强度也是不足的。所以会出现骨折内翻固定失效及内固定松动的情况，特别是股骨

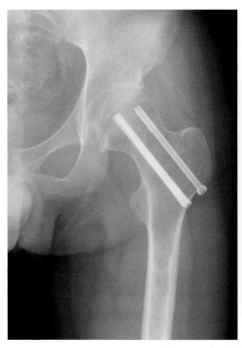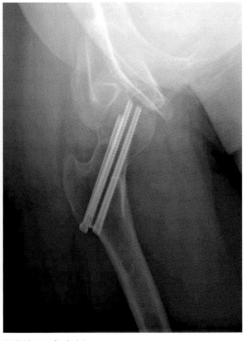

图 9-6　加压支撑螺钉固定病例

颈下方皮质粉碎缺乏有效支撑，且骨折愈合出现骨吸收时。临床研究已经证实 CBS 通过联合两种不同设计的螺钉采用正三角构型植入，既发挥了不同的固定机制，同时保留了螺钉各自的优势，避免了一些特殊的并发症，降低了整体的并发症发生率，同时改善了青壮年股骨颈骨折的治疗预后[31]。同时 CBS 固定方法也经过生物力学研究证实[36, 37]，对于单纯 Pauwels Ⅲ 型骨折和伴有后内侧壁粉碎的 Pauwels Ⅲ 型骨折，具有明显的生物力学优势，对股骨头骨折块有明显的支撑作用。

2. 角稳定固定方法

除了 DHS 或 SHS 这种内固定方式外，还存在多种提供角稳定固定的器械和技术，主要包括：股骨近端锁定接骨板和股骨近端髓内钉等。

（1）股骨近端锁定接骨板（股骨颈骨折解决方案）：股骨近端锁定接骨板系统一般指针对股骨颈骨折固定的侧方锁定接骨板，沿袭了一般锁定接骨板的基本特征，即螺钉钉尾与侧方接骨板之间以螺纹交锁形成角度固定的框架结构。又根据其头螺钉的设计差异，大体可以分为两大类：单纯的静态锁定接骨板和带动态滑动机制的锁定接骨板（图 9-7）。

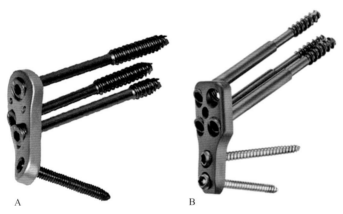

图 9-7　两种类型的锁定接骨板

A. 单纯静态锁定接骨板；B. 带动态滑动机制的锁定接骨板

1）单纯静态锁定接骨板：锁定接骨板从诞生之日起，极大地改善了骨折的治疗水平，使得骨折治疗的水平飞速提升。针对股骨颈骨折的锁定接骨板也经历了不断的演进和发展。初期，并没有专门针对股骨颈骨折的锁定接骨板，而是通行设计的股骨近端锁定接骨板，以辛迪斯发布的锁定加压接骨板-股骨近端板（LCP-Proximal femoral plate 4.5/5.0）即 PFLP（proximal femur locking plate）为代表[38-40]。设计思路沿用一般锁定接骨板的理念，只是侧方钢板采用了股骨近端的解剖形态，提供了刚性固定并完全抵抗了股骨颈的短缩和塌陷。多项生物力学研究采用不同的检测方法，得出了截然不同的结果。2007 年，利用尸体骨模型，有学者发现 PFLP 的生物力学强度强于动力髁螺钉（dynamic condylar screw, DCS）、DHS 以及 PLCS[38]。而 2015 年的还是尸体骨生物力学实验，发现 DHS 强于

PFLP[39]；2019 年度的有限元分析实验也得出了相同的结论[40]。其后辛迪斯改进并提出了 PLFLP（posterolateral femoral locking plate），这种改进型解剖型锁定接骨板在术中植入头颈部 2 枚 5.0 mm 锁定螺钉之前，可以首先使用 2 枚 7.0 mm 普通空心拉力螺钉对骨折断端进行加压。从技术层面讲，这种改进应该可以提高股骨颈骨折的治疗效果。但事与愿违，2012 年有学者报道了 PLFLP 治疗股骨颈骨折的内固定失效的灾难性并发症[41]。在 18 例病例中有 7 例（36.8%）出现了各种严重的内固定失效，包括 5 例头螺钉断裂和骨折内翻移位、1 例头部锁定螺钉穿入关节内和 1 例远端锁定螺钉处骨折（表 9-2）。如此之高的内固定失败率使得股骨近端锁定接骨板的发展一直小心谨慎。

表 9-2　不同系统介绍

年份	系统	设计特征	骨折类型	固定方法	结论	证据水平
2012[14]	FNLP	颈部近端 2 枚 5.7 mm 头侧骨松质锁定螺钉植入头内、1 枚 4.5 mm 横行骨皮质拉力螺钉植入股骨距；干部 2 枚 4.5 mm 骨皮质螺钉	Pauwels Ⅲ型	CS vs. XCS vs. FNLP vs. AMBI①	与传统内固定方法相比，FNLP 显著增加了轴向刚度	生物力学（人工骨模型）
2018[46]	CSLP	颈部近端 3 枚半螺纹空心锁定螺钉平行植入头内；干部 1 枚全螺纹骨皮质螺钉	Garden Ⅲ～Ⅳ型	CLSP vs. MCS②	与 MCS 相比，CLSP 减少术后骨不连和 ANFH 并发症、颈短缩率等	临床研究（RCT）
2019[44]	PFHLP	颈部近端 3 枚半螺纹空心锁定螺钉平行植入头内；干部 1 枚全螺纹骨皮质螺钉	Pauwels Ⅲ型	病例系列	PFHLP 具有坚强固定、防止颈短缩和内翻畸形的优势	临床研究（病例系列）
2020[42, 43]	ILP	三角形构型，3 枚带钩钉，股骨颈互相交锁接骨板	Pauwels Ⅲ型颈下方皮质缺损	ILP vs. DHS vs. PLCS	与传统内固定相比，ILP 允许动态加压、改善多向稳定性	生物力学（人工骨模型）
2020[45]	NFNP	颈部近端 1 枚 7.3 mm 部分螺纹骨松质加压螺钉横行植入股骨头，2 枚 7.3 mm 半螺纹锁定加压螺钉沿颈方向植入头内；干部 1 枚 5 mm 锁定螺钉	Pauwels Ⅲ型 50°、60°、70°	NFNP vs. PCS③	与 PCS 相比，NFNP 提供了更强的生物力学稳定性	生物力学（有限元分析）

注：① CS，3 枚 6.5 mm 平行骨松质螺钉（three parallel cancellous screws）；XCS，偏轴螺钉固定，2 枚 6.5 mm 骨松质拉力螺钉，沿股骨颈方向植入，1 枚 4.5 mm 横行骨皮质螺钉固定至股骨距；AMBI：标准两孔 135° AMBI 加压髋螺钉联合 1 枚 6.5 mm 空心防旋拉力骨松质螺钉。② MCS：多枚骨松质螺钉（multiple cancellous screws）。③ PCS：Pauwels 空心螺钉固定（pauwels cannulated screw）即 α 螺钉固定单层皮质固定。

之后，具有不同形态、新设计的锁定接骨板系统陆续被报道介绍，分别有：FNLP（femoral neck locking plate）[14]、ILP（interlocking plate system）[42, 43]、PFHLP（proximal femoral hollow locking plate）[44]、NFNP（new femoral neck plate）[45]、CSLP（proximal femoral Cannulated screw locking plate）[46] 等。

2）带动态滑动机制的锁定接骨板固定：2019 年的一篇综述对新设计的带动态滑动机制的锁定接骨板进行详细的介绍和评述，其中以美国施乐辉公司（Smith & Nephew）开发的 Conquest 系统和德国蛇牌公司（Aesculap）开发的动态锁定接骨板 Targon 系统为代表[7]。Conquest 系统获得美国食品药物管理局（Food and Drug Administration, FDA）批准用于移位和无移位股骨颈骨折后，于 2017 年才开始有限临床应用，2019 年获批上市，到目前为止还没有关于这一系统的研究报道。Targon 系统自 2007 年开始在欧洲使用，已见多项研究报道。这两种固定系统开发的初衷都是保留并结合传统固定方法的特点，既融合了 DHS 滑动螺钉机制和锁定接骨板角稳定的特征，同时提高固定的角稳定性和提供更强的控制颈塌陷的力量，并防止螺钉向外侧脱出等。两种系统同时采用了侧方接骨板，近端植入头部的多枚锁定螺钉具有镜筒样伸缩滑动机制，远端骨干固定螺钉兼具锁定和（或）非锁定选择。尽管两种系统的理念相似，但还是有一些差异之处。

Conquest 系统采用的是考虑股骨近端解剖结构设计的不锈钢材质侧方接骨板。近端植入头部的螺钉构型采用的传统的倒三角构型，远端 1 枚沿着下方股骨距、近端 2 枚分别沿前上和后上皮质植入。所有螺钉均为空心，远端距螺钉为 8.5 mm，远端螺钉有 7.5 mm 和 8.5 mm 两种选择。其望远镜样套筒设计可以在术中给予骨折端达 10 mm 的指向性加压，其内部集成的弹簧允许术后骨折端之间控制性滑动。外侧端可变螺距的螺纹设计可以改善在外侧皮质的锁定并与外侧近端接骨板交锁防止螺钉退钉。Conquest 侧方接骨板远端螺钉为 4.5 mm 系统，有侧别之分，依据左右侧股骨解剖形态而定。侧方接骨板上布局有多个用于临时固定的 2.0 mm 及以下克氏针的孔[7]。

Targon 系统采用的是钛合金材质，近端可以植入最多 4 枚头螺钉，远端 2 枚锁钉设计。近端螺钉 6.5 mm、中空，套筒设计可以允许最多 20 mm 的滑动加压。钉板成角 130°。侧方接骨板远端螺钉也是 4.5 mm 系统，没有左右之分，对两侧股骨近端外侧皮质表面为通用设计。该系统还有一个校准夹具设计，可以定向引导所有的克氏针和钻孔[7]。

两种系统都是旨在提供一种具有角度固定、滑动螺钉结构的综合系统，结合了空心螺钉、滑动髋螺钉和锁定接骨板固定策略的方案，通过增加弹簧辅助的导向性滑动机制允许更多控制骨折部位的加压，同时消除传统内植入存在的螺钉退钉、股骨颈短缩和内翻塌陷等问题[7]。关于 Targon 系统的诸多研究在骨不连率、AVN 和患者报告的结果方面显示了良好的结果[47−55]。

其他的带动态滑动机制的锁定接骨板固定系统还有带 LP 系统（locking plate system

with spring-loaded telescoping screws）[56]、SCAP-FN 系统（slide compression anatomic place-femoral neck）[57]。这两个系统与前述的 Conquest 和 Targon 系统的设计理念类似，只是在外观上存在一定差异。通过股骨颈植入头部的头螺钉都存在带弹簧的镜筒样伸缩机制。目前现有研究大多表明，这些新型锁定接骨板固定垂直型股骨颈骨折效果明显优于传统的 LPCS 和 SHS 或 DHS 固定方式，但大多数为生物力学研究，包括尸体骨生物力学和有限元分析[56, 57]，结果有待时间检验。

针对股骨颈骨折提供角稳定固定的锁定接骨板的设计经历了三个阶段的进展。第一阶段，锁定接骨板提供单纯的锁定机制，完全发挥内支架的作用，以 PFLP 为代表。在骨折复位后，头螺钉经过锁定接骨板植入后与侧方的锁定接骨板交锁，对骨折断端无任何作用。经过股骨颈骨折断面的应力完全由锁定螺钉经锁定接骨板向下传递，锁定系统发挥了完全的应力承载作用（loading bearing）。第二阶段，在第一阶段单纯锁定接骨板的基础上，一些系统提供了术中对骨折端的加压机制以进一步促进骨折的愈合，以 PLFLP、FNLP 以及 ILP 为代表。第三个阶段，在前两个阶段更进一步，头螺钉带镜筒样伸缩滑动机制，在植入时可以对骨折进行加压获得一期的稳定性，在骨折愈合过程中，不仅通过锁定机制发挥角稳定作用防止股骨头颈内翻塌陷和螺钉退出，更通过滑动机制使得骨折断面也承载了一部分应力，内固定所承受的载荷被分担（loading shearing），减少了骨折不愈合风险。当然这种滑动机制也被预先设定在了一定的范围，最大滑动幅度在 10～20 mm 不等，防止了股骨颈出现明显的短缩。这一阶段以 Targon 和 Conquest 系统为代表。

（2）股骨近端髓内钉固定：股骨近端髓内钉作为股骨转子间、转子下骨折最为常见和标准化的技术，一般并不作为股骨颈骨折治疗的首要推荐。当然有限的研究也提供了一些证据。2011 年的一项生物力学实验利用尸体骨制作了不稳定内侧缺损的垂直型股骨颈骨折模型，通过循环载荷手段评估了 PFNA（proximal femoral nailing antirotation）与螺旋刀片型动力髋螺钉（dynamic hip screw blade, DHS-b）的生物力学强度。实验结果发现，PFNA 可以达到与 DHS-b 相当的稳定性。结论认为，PFNA 结合了髓内固定理念的生物力学优势和微创手术技术，理论上可能在临床应用中具有优势[58]。2020 年，有学者通过有限元分析比较多种内固定方法对 Pauwels Ⅲ型骨折的生物力学特性时纳入了对髓内钉的评估，与 DHS、PLCS、DHS 联合内侧支撑接骨板、PLCS 联合内侧支撑接骨板等固定方法相比，PFNA 显示出了生物力学上的优势，降低了内固定失效和骨质破坏的风险[59]。2019 年，国内的学者报道了一项针对青年和中年不稳定股骨颈骨折的回顾性对照研究，比较了股骨重建钉联合拉力螺钉固定与传统的倒三角构型 PLCS 固定[60]。结果发现传统 PLCS 固定在减少出血和手术切口方面有优势，而髓内钉则胜于减少退钉和缩短住院时间，两者之间的 Harris 评分无差异。髓内钉的生物力学优势毋庸置疑，但临床结果还不足以支撑其对股骨颈骨折治疗的广泛应用。

3. 支撑固定

2015 年，有学者根据 AO 提出的支撑接骨原理（抗滑），提出在股骨颈内侧使用接骨板固定治疗垂直型股骨颈骨折的假设[61]。他们设想利用内侧支撑接骨板固定来抵抗垂直型股骨颈骨折断端之间的剪切应力（图 9-8），将内侧接骨板植入颈前下方跨越骨折线，在抵抗剪切应力的同时将剪切应力转换为压应力。自此以后的几年时间里，有多项生物力学研究评估了这种新的固定方法。各项研究中使用的内侧支撑接骨板技术也是形色各异，无论是使用的接骨板类型（锁定或普通接骨板）、植入的高度（距离股骨头关节面的距离）、植入头侧骨折块的螺钉数目等，甚至通过大样本量形态学数据设计了解剖型的内侧支撑接骨板[20, 62-66]。

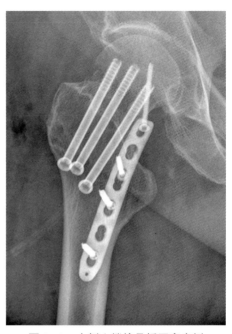

图 9-8　内侧支撑接骨板固定病例

2017 年，才有学者第一次报道了使用这一技术的病例系列研究[67]。28 例 Pauwels Ⅲ 型股骨颈骨折接受直接前方入路（direct anterior approach, DAA）（改良 Smith-Petersen 入路），采用 PLCS 联合内侧支撑接骨板技术固定，经过 13.6 个月的随访，发现无股骨颈短缩的骨折愈合率达到 89%，3 例发生颈短缩，但无 ANFH。总结认为这种技术提高了骨折愈合率，并不会增加植入物相关的并发症，包括 ANFH。随后多项国内的临床研究见于中文报道[68]。2020 年，一项 Meta 分析对采用内侧支撑接骨板固定的研究进行了总结[68]。共有 7 项研究被纳入，包括 6 项 RCT 研究和 1 项回顾性队列研究，包含了 409 例 Pauwels Ⅲ 型病例，其中 202 例采用 PLCS 联合内侧支撑接骨板固定，207 例采用单纯 PLCS 固定。最后总结认为，内侧支撑接骨板联合 PLCS 治疗 Pauwels Ⅲ 型骨折可缩短愈合时间，减少术后并发症，提高患者术后的 Harris 评分。关于内侧支撑接骨板的并发症，除了常见的骨折不愈合、内翻畸形、股骨颈短缩和 ANFH 等外，2019 年有学者第一次报道了容易为人忽视的并发症：内侧支撑接骨板植入过高导致髋臼关节内撞击[69]。报道的病例在骨折术后出现髋关节持续疼痛，最终因为关节软骨的损害接受了全髋关节置换。基于分析，作者提出，内侧支撑接骨板植入时应该尽量靠近远端，头下型股骨颈骨折并不是内侧支撑接骨板的理想适应证。内侧支撑接骨板技术更适合经颈型和基底型股骨颈骨折，因为近端骨块足够大使得支撑接骨板不必置入过高避免了撞击，且近端螺钉具有置入的空间。建议术中植入内侧支撑接骨板后，进行动态关节屈伸活动检查，尽早排除撞击可能。

内侧支撑接骨板技术治疗股骨颈骨折的另一个争议之处是接骨板植入过程中对软组织的剥离是否会破坏股骨头残留血运，进而增加股骨头坏死的风险。通过前方入路，特别是 DAA 入路时，不仅清除了骨折周围的血肿、对关节囊进行了减压，而且并不会干扰股骨头的主要血供动脉——旋股内侧动脉（medial femoral circumflex artery, MFCA）。而且近期的尸体解剖学研究通过分析前方入路（改良 Simth-Petersen 入路）过程[70]，发现来自 MFCA 供应股骨头的下支持带动脉（inferior retinacular artery, IRA）均行走于股骨颈纤维条索（Weitbrecht 韧带）内，在关节内行程均位于股骨内侧观钟面位置 7～8 点钟位置，而植入在股骨颈前下内的内侧支撑接骨板位则一般位于 6 点钟位置、IRA 前方，因而植入内侧接骨板不会危及股骨头的主要血供（表 9-3）。

表 9-3　内侧支撑接骨板固定的相关生物力学研究

年份	骨折类型	固定方法	结论	证据水平
2015[62]	Pauwels Ⅲ型	PLCS vs. DHS vs. PLCS+P vs. DHS+P①	辅助使用接骨板明显增加了固定强度，PLCS+P 甚至强于 DHS	生物力学（人工骨模型）
2019[63]	Pauwels Ⅲ型	α 固定 vs. α 固定 +P②	内侧支撑接骨板使机械强度明显增强	生物力学（人工骨模型）
2019[66]	Pauwels Ⅲ型	PLCS+MABP vs. PLCS+P vs. PLCS③	内侧解剖型支撑接骨板不仅提供更强的支撑稳定性，而且更贴服股骨颈内侧解剖表面	生物力学（有限元分析）
2020[64]	Pauwels Ⅲ型	SHS+ds vs. SHS+P④	与 SHS 联合抗旋钉相比，SHS 联合内侧接骨板明显减少了成角和剪切移位	生物力学（尸体骨模型）
2020[20]	Pauwels Ⅲ型	α 固定 vs. PLCS+P vs. 菱形 vs. 倒三角 vs. 正三角⑤	内侧支撑接骨板提供最强的稳定性和最小的骨折块间微动；抗剪切应力强；应力集中明显	生物力学（有限元分析）
2020[65]	Pauwels Ⅲ型	PLCS vs. PLCS+P（四组）⑥	内侧支撑接骨板生物力学优势明显；近端螺钉的使用是提高抗剪切力的关键；近端螺钉对于减少应力和防止空心螺钉与骨碎片的再移位必不可少	生物力学（有限元分析）
2020[59]	Pauwels Ⅲ型	DHS vs. PLCS vs. PFNA vs. DHS+P vs. PLCS+P	PFNA 生物力学强度最强；内侧支撑接骨板为桥接骨折断端提供了额外的载荷，降低了 DHS 和 PLCS 失效的风险	生物力学（有限元分析）

注：① 7.3 mm PLCS 倒三角固定；PLCS+P，PLCS 联合 2.7 mm 锁定接骨板于颈前下放置；DHS+P，DHS 联合 2.7 mm 锁定接骨板。接骨板为四孔，植入到头下方。植入头内 2 枚螺钉。② α 固定：共 3 枚螺钉，2 枚 7.0 mm 空心螺钉沿颈远端平行分散植入，1 枚 7.0 mm 横行螺钉（Pauwels 螺钉）于颈近端中央植入。α 固定 +P，α 型螺钉植入联合 4 孔普通接骨板。接骨板为 4 孔，植入到颈下方，跨过骨折线仅 1 枚螺钉。③ PLCS+MABP，倒三角构型螺钉联合内侧解剖型支撑接骨板（medial anatomical buttress plate）；PLCS+P：倒三角构型螺钉联合 1/3 管型接骨板；④ SHS+ds，SHS 联合 6.5 mm 空心防旋螺钉；SHS+P，SHS 联合 3.5 mm 管型接骨板于颈前下内植入。接骨板为五孔，植入到头下方。植入头内 2 枚螺钉。⑤ α 固定，倒三角构型联合 1 枚横行螺钉单皮质固定；PLCS+P，倒三角螺钉构型联合 1 块内侧支撑接骨板；菱形：4 枚平行成长菱形分布构型螺钉固定。⑥ PLCS+P，四组，四孔板，近端有或无螺钉；六孔板，近端有或无螺钉。

4. 复合固定

所谓的复合固定，就是联合上述两种及以上的单一技术的固定方法，例如 PLCS 联合内侧支撑接骨板、DHS 联合内侧支撑接骨板、F 型固定联合内侧支撑接骨板固定[71]、Pauwels 螺钉联合长度稳定螺钉以及异体腓骨移植[72, 73]、DHS 联合自体游离腓骨移植[74]、DHS 联合偏轴螺钉[75]等。复合固定的生物力学强度比单一固定方式增强毋庸置疑，各种组合方式五花八门，目前的研究结果还不足以形成统一的意见。需要对这些系统进行更多的研究，以继续改善疗效，并推动骨科手术这一具有挑战性的领域的进一步创新。

四、热点与争议点

（1）股骨颈骨折内固定处于不断推陈出新的变革时代，原有传统内固定的优势已非常明显，但弊端也是一览无余。无论是多枚空心螺钉还是 DHS，由于存在明显的滑动加压机制，不可避免出现骨折二期稳定性的丧失。选择内固定时，如何使骨折既获得初始（一期或静态的）稳定性，同时又能保证持续（二期或动态的）稳定性成为需要考虑的焦点问题。如何有效地利用并控制滑动机制还需要深入细致的研究。

（2）不同的内固定方式在维持股骨颈骨折复位方面发挥何种角色，是应力分担（loading shearing）还是应力承载（loading bearing）还需要进一步明确。不同内固定在骨折愈合的不同阶段可能发挥不同的角色，认识并深刻理解内固定的角色转换还需要大量的工作。

（3）在传统平行螺钉构型基础上衍生出来的各类偏轴螺钉虽然理论上可以提供更强的稳定性，但偏轴固定并不是最强的固定方式，同时浪费了平行螺钉构型的滑动机制，得与失还需要权衡。

（4）处理股骨近端骨折一直是锁定接骨板技术的盲区或弱项。虽然各类不同设计的针对股骨近端和股骨颈的锁定接骨板不断涌现，但结果并不尽如人意。目前还没有经过充分验证且结果令人满意的锁定接骨板可以明确应用于股骨颈骨折的治疗。

（5）针对垂直型股骨颈骨折，内侧支撑固定设计理念是理想的，但结果还需要慎重分析。虽然解剖学研究证明了这一技术对股骨头血运的医源性影响微弱，但还需要更多临床数据的支持。这一技术是否对所有类型的垂直型股骨颈骨折都有效还需要思考。

（6）新型内固定的设计开发还需要骨折流行病学、骨折形态学、解剖学、实体生物力学、模拟（有限元）力学等大量研究的支撑。而这些研究在股骨颈骨折还很薄弱。譬如，股骨颈骨折的形态学基本处于空白，所以骨折模型的建立还处于主观臆想阶段，缺乏数据支撑，简单单一的骨折模型并不能解释所有情况。

五、总　结

在比较不同研究的结果时，特别要注意一些重要的前提：骨折类型或严重程度[76, 77]。抛开骨折严重移位程度、骨折类型、各种角度等，而单纯、笼统地比较不同研究的结果、不同内固定方法的好坏是极其错误的。同时还需要注意到，生物力学研究不同于临床研究，生物力学研究没有考虑骨折手术、康复及愈合过程中的生物学因素，只是植入物的最佳理论应用状态，而临床研究受到多种繁杂因素的影响[78]。因此不能将生物力学实验的结果简单套用进行临床预后推测。没有一种完美解决所有骨折的内固定方法。技术的不断进步和对这些骨折的了解对于改善患者的预后是必要的。股骨颈骨折的进展主要集中在其固定方法和理念的进步上，特别是大量新型内固定植入器械的不断涌现，选择何种内植物最优非常困难。任何一种内植物都无法独立评估，需要与传统的内植物进行比较。

（孙　辉，张　伟，纪　方）

参 考 文 献

[1] Medda S, Snoap T, Carroll E A. Treatment of young femoral neck fractures[J]. J Orthop Trauma, 2019, 33 (Suppl 1): S1–S6.

[2] Mei J. A brief history of internal fixation of femoral neck fracture[J]. Zhonghua Yi Shi Za Zhi, 2014, 44(2): 101–105.

[3] Slobogean G P, Sprague S A, Scott T, et al. Complications following young femoral neck fractures[J]. Injury, 2015, 46(3): 484–491.

[4] Luttrell K, Beltran M, Collinge C A. Preoperative decision making in the treatment of high-angle "vertical" femoral neck fractures in young adult patients. An expert opinion survey of the Orthopaedic Trauma Association's (OTA) membership[J]. J Orthop Trauma, 2014, 28(9): e221–225.

[5] Stoffel K, Zderic I, Gras F, et al. Biomechanical evaluation of the femoral neck system in unstable pauwels III femoral neck fractures: A comparison with the dynamic hip screw and cannulated screws[J]. J Orthop Trauma, 2017, 31(3): 131–137.

[6] Knobe M, Altgassen S, Maier K J, et al. Screw-blade fixation systems in Pauwels three femoral neck fractures: A biomechanical evaluation[J]. Int Orthop. 2018, 42(2): 409–418.

[7] Duffin M, Pilson H T. Technologies for young femoral neck fracture fixation[J]. J Orthop Trauma, 2019, 33 (Suppl 1): S20–S26.

[8] Gupta M, Arya RK, Kumar S, et al. Comparative study of multiple cancellous screws versus sliding hip screws in femoral neck fractures of young adults[J]. Chin J Traumatol, 2016, 19(4): 209–212.

[9] Ma J X, Kuang M J, Xing F, et al. Sliding hip screw versus cannulated cancellous screws for fixation of femoral neck fracture in adults: A systematic review[J]. Int J Surg, 2018, 52: 89–97.

[10] Panteli M, Rodham P, Giannoudis P V. Biomechanical rationale for implant choices in femoral neck fracture fixation in the non-elderly[J]. Injury, 2015, 46(3): 445–452.

[11] Fracture fixation in the operative management of hip fractures (FAITH): an international, multicentre, randomised controlled trial[J]. Lancet, 2017, 389(10078): 1519–1527.

[12] Guimaraes J A M, Rocha L R, Noronha R T H, et al. Vertical femoral neck fractures in young adults: a closed fixation strategy using a transverse cancellous lag screw[J]. Injury, 2017, 48 (Suppl 4): S10−S16.

[13] Parker M J, Porter K M, Eastwood D M, et al. Intracapsular fractures of the neck of femur. Parallel or crossed garden screws?[J]. J Bone Joint Surg Br, 1991, 73(5): 826−827.

[14] Nowotarski P J, Ervin B, Weatherby B, et al. Biomechanical analysis of a novel femoral neck locking plate for treatment of vertical shear Pauwel's type C femoral neck fractures[J]. Injury, 2012, 43(6): 802−806.

[15] Hawks M A, Kim H, Strauss J E, et al. Does a trochanteric lag screw improve fixation of vertically oriented femoral neck fractures? A biomechanical analysis in cadaveric bone[J]. Clin Biomech (Bristol, Avon), 2013, 28(8): 886−891.

[16] Freitas A, Azevedo B A, de Souza R R, et al. Mechanical analysis of femoral neck fracture fixation in synthetic bone[J]. Acta Orthop Bras, 2014, 22(3): 155−158.

[17] Gumustas S A, Tosun H B, Agir I, et al. Influence of number and orientation of screws on stability in the internal fixation of unstable femoral neck fractures[J]. Acta Orthop Traumatol Turc, 2014, 48(6): 673−678.

[18] Johnson J P, Borenstein T R, Waryasz G R, et al. Vertically oriented femoral neck fractures: a biomechanical comparison of 3 fixation constructs[J]. J Orthop Trauma, 2017, 31(7): 363−368.

[19] Kuan F C, Hsu K L, Lin C L, et al. Biomechanical properties of off-axis screw in Pauwels Ⅲ femoral neck fracture fixation: Bicortical screw construct is superior to unicortical screw construct[J]. Injury, 2019, 50(11): 1889−1894.

[20] Jiang D, Zhan S, Wang L, et al. Biomechanical comparison of five cannulated screw fixation strategies for young vertical femoral neck fractures[J]. J Orthop Res, 2020, 39(4):1−12.

[21] Dong Q, Han Z, Zhang Y G, et al. Comparison of transverse cancellous lag screw and ordinary cannulated screw fixations in treatment of vertical femoral neck fractures[J]. Orthop Surg, 2019, 11(4): 595−603.

[22] Filipov O. Biplane double-supported screw fixation (F-technique): a method of screw fixation at osteoporotic fractures of the femoral neck[J]. Eur J Orthop Surg Traumatol, 2011, 21(7): 539−543.

[23] Filipov O, Gueorguiev B. Unique stability of femoral neck fractures treated with the novel biplane double-supported screw fixation method: a biomechanical cadaver study[J]. Injury, 2015, 46(2): 218−226.

[24] Filipov O, Stoffel K, Gueorguiev B, et al. Femoral neck fracture osteosynthesis by the biplane double-supported screw fixation method (BDSF) reduces the risk of fixation failure: clinical outcomes in 207 patients[J]. Arch Orthop Trauma Surg, 2017, 137(6): 779−788.

[25] Filipov O B. Biplane Double-supported screw fixation of femoral neck fractures: Surgical technique and surgical notes[J]. J Am Acad Orthop Surg, 2019, 27(11): e507−e515.

[26] Slobogean G P, Stockton D J, Zeng B F, et al. Femoral neck shortening in adult patients under the age of 55 years is associated with worse functional outcomes: Analysis of the prospective multi-center study of hip fracture outcomes in China (SHOC)[J]. Injury, 2017, 48(8): 1837−1842.

[27] Boraiah S, Paul O, Hammoud S, et al. Predictable healing of femoral neck fractures treated with intraoperative compression and length-stable implants[J]. J Trauma, 2010, 69(1): 142−147.

[28] Weil Y A, Qawasmi F, Liebergall M, et al. Use of fully threaded cannulated screws decreases femoral neck shortening after fixation of femoral neck fractures[J]. Arch Orthop Trauma Surg, 2018, 138(5): 661−667.

[29] Li J, Wang M, Li L, et al. Finite element analysis of different configurations of fully threaded cannulated screw in the treatment of unstable femoral neck fractures[J]. J Orthop Surg Res, 2018, 13(1): 272.

[30] Li J, Wang M, Zhou J, et al. Finite element analysis of different screw constructs in the treatment of unstable femoral neck fractures[J]. Injury, 2020, 51(4): 995−1003.

[31] Sun H, Shu L Y, Sherrier M C, et al. Decreased complications but a distinctive fixation loosening mechanism of fully threaded headless cannulated screw fixation for femoral neck fractures in young adults[J]. J Orthop Surg Res, 2021, 16(1): 234.

[32] Ma Z, Zhu X Z, Huang Y G. Different biomechanical models of locking and non-locking internal fixations for

femoral neck fractures[J]. Injury, 2013, 44(11): 1661.

[33] Zhang B, Liu J, Zhu Y, et al. A new configuration of cannulated screw fixation in the treatment of vertical femoral neck fractures[J]. Int Orthop, 2018, 42(8): 1949−1955.

[34] Chiang M H, Wang C L, Fu S H, et al. Does fully-threaded headless compression screw provide a length-stable fixation in undisplaced femoral neck fractures?[J]. Asian J Surg, 2019, 42(1): 320−325.

[35] Okcu G, Ozkayin N, Erkan S, et al. Should full threaded compression screws be used in adult femoral neck fractures?[J]. Injury, 2015, 46 (Suppl 2): S24−28.

[36] Liu J, Zhang B, Yin B, et al. Biomechanical evaluation of the modified cannulated screws fixation of unstable femoral neck fracture with comminuted posteromedial cortex[J]. Biomed Res Int, 2019: 2584151.

[37] Zhang B, Liu J, Zhang W. Ordinary cannulated compression screws or headless cannulated compression screws? A synthetic bone biomechanical research in the internal fixation of vertical femoral neck fracture[J]. Biomed Res Int, 2018: 4898301.

[38] Aminian A, Gao F, Fedoriw W W, et al. Vertically oriented femoral neck fractures: mechanical analysis of four fixation techniques[J]. J Orthop Trauma, 2007, 21(8): 544−548.

[39] Samsami S, Saberi S, Sadighi S, et al. Comparison of three fixation methods for femoral neck fracture in young adults: Experimental and numerical investigations[J]. J Med Biol Eng, 2015, 35(5): 566−579.

[40] Samsami S, Augat P, Rouhi G. Stability of femoral neck fracture fixation: a finite element analysis[J]. Proc Inst Mech Eng H, 2019, 233(9): 892−900.

[41] Berkes M B, Little M T, Lazaro L E, et al. Catastrophic failure after open reduction internal fixation of femoral neck fractures with a novel locking plate implant[J]. J Orthop Trauma, 2012, 26(10): e170−176.

[42] Brattgjerd J E, Steen H, Strømsøe K. Increased stability by a novel femoral neck interlocking plate compared to conventional fixation methods. A biomechanical study in synthetic bone[J]. Clin Biomech (Bristol, Avon), 2020, 76: 104995.

[43] Brattgjerd J E, Loferer M, Niratisairak S, et al. Increased torsional stability by a novel femoral neck locking plate. The role of plate design and pin configuration in a synthetic bone block model[J]. Clin Biomech (Bristol, Avon), 2018, 55: 28−35.

[44] Wang G, Tang Y, Wang B, et al. Minimally invasive open reduction combined with proximal femoral hollow locking plate in the treatment of Pauwels type Ⅲ femoral neck fracture[J]. J Int Med Res, 2019, 47(7): 3050−3060.

[45] Wang G, Tang Y, Wu X, et al. Finite element analysis of a new plate for Pauwels type Ⅲ femoral neck fractures[J]. J Int Med Res, 2020, 48(2): 300060520903669.

[46] Wang Z, Yin Y, Li Q, et al. Comparison of early complications between the use of a cannulated screw locking plate and multiple cancellous screws in the treatment of displaced intracapsular hip fractures in young adults: a randomized controlled clinical trial[J]. J Orthop Surg Res, 2018, 13(1): 201.

[47] Yin H, Pan Z, Jiang H. Is dynamic locking plate(Targon FN) a better choice for treating of intracapsular hip fracture? A meta-analysis[J]. Int J Surg, 2018, 52: 30−34.

[48] Takigawa N, Yasui K, Eshiro H, et al. Clinical results of surgical treatment for femoral neck fractures with the Targon(®) FN[J]. Injury, 2016, 47 (Suppl 7): S44−S48.

[49] Osarumwense D, Tissingh E, Wartenberg K, et al. The Targon FN system for the management of intracapsular neck of femur fractures: minimum 2−year experience and outcome in an independent hospital[J]. Clin Orthop Surg, 2015, 7(1): 22−28.

[50] Thein R, Herman A, Kedem P, et al. Osteosynthesis of unstable intracapsular femoral neck fracture by dynamic locking plate or screw fixation: early results[J]. J Orthop Trauma, 2014, 28(2): 70−76.

[51] Eschler A, Brandt S, Gierer P, et al. Angular stable multiple screw fixation (Targon FN) versus standard SHS for the fixation of femoral neck fractures[J]. Injury, 2014, 45 (Suppl 1): 76−80.

[52] Biber R, Brem M, Bail H J. Targon femoral neck for femoral-neck fracture fixation: lessons learnt from a series of one

hundred and thirty five consecutive cases[J]. Int Orthop, 2014, 38(3): 595−599.

[53] Parker M, Cawley S, Palial V. Internal fixation of intracapsular fractures of the hip using a dynamic locking plate: Two-year follow-up of 320 patients[J]. Bone Joint J, 2013, 95−b(10): 1402−1405.

[54] Brandt E, Verdonschot N. Biomechanical analysis of the sliding hip screw, cannulated screws and Targon1 FN in intracapsular hip fractures in cadaver femora[J]. Injury, 2011, 42(2): 183−187.

[55] Parker M J, Stedtfeld H W. Internal fixation of intracapsular hip fractures with a dynamic locking plate: initial experience and results for 83 patients treated with a new implant[J]. Injury, 2010, 41(4): 348−351.

[56] Bliven E, Sandriesser S, Augat P, et al. Biomechanical evaluation of locked plating fixation for unstable femoral neck fractures[J]. Bone Joint Res, 2020, 9(6): 314−321.

[57] Li J, Zhao Z, Yin P, et al. Comparison of three different internal fixation implants in treatment of femoral neck fracture-a finite element analysis[J]. J Orthop Surg Res, 2019, 14(1): 76.

[58] Röderer G, Moll S, Gebhard F, et al. Side plate fixation vs. intramedullary nailing in an unstable medial femoral neck fracture model: A comparative biomechanical study[J]. Clin Biomech (Bristol, Avon), 2011, 26(2): 141−146.

[59] Zeng W, Liu Y, Hou X. Biomechanical evaluation of internal fixation implants for femoral neck fractures: A comparative finite element analysis[J]. Comput Methods Programs Biomed, 2020, 196: 105714.

[60] Guo J, Dong W, Yin B, et al. Intramedullary nails with cannulated screw fixation for the treatment of unstable femoral neck fractures[J]. J Int Med Res, 2019, 47(2): 557−568.

[61] Mir H, Collinge C. Application of a medial buttress plate may prevent many treatment failures seen after fixation of vertical femoral neck fractures in young adults[J]. Med Hypotheses, 2015, 84(5): 429−433.

[62] Kunapuli S C, Schramski M J, Lee A S, et al. Biomechanical analysis of augmented plate fixation for the treatment of vertical shear femoral neck fractures[J]. J Orthop Trauma, 2015, 29(3): 144−150.

[63] Giordano V, Alves D D, Paes R P, et al. The role of the medial plate for Pauwels type Ⅲ femoral neck fracture: a comparative mechanical study using two fixations with cannulated screws[J]. J Exp Orthop, 2019, 6(1): 18.

[64] Nwankwo C D, Schimoler P, Greco V, et al. Medial plating of pauwels type Ⅲ femoral neck fractures decreases shear and angular displacement compared to derotational screw[J]. J Orthop Trauma, 2020, 34(12): 639−643.

[65] Zhan S, Jiang D, Xu J, et al. Influence of the proximal screws of buttress plates on the stability of vertical femoral neck fractures: a finite element analysis[J]. BMC Musculoskelet Disord, 2020, 21(1): 842.

[66] Li J, Yin P, Zhang L, et al. Medial anatomical buttress plate in treating displaced femoral neck fracture a finite element analysis[J]. Injury, 2019, 50(11): 1895−1900.

[67] Ye Y, Chen K, Tian K, et al. Medial buttress plate augmentation of cannulated screw fixation in vertically unstable femoral neck fractures: Surgical technique and preliminary results[J]. Injury, 2017, 48(10): 2189−2193.

[68] Su Z, Liang L, Hao Y. Medial femoral plate with cannulated screw for Pauwels type III femoral neck fracture: A meta-analysis[J]. J Back Musculoskelet Rehabil, 2020, 34(2): 1−9.

[69] Marchand L S, Karns M, Higgins T F, et al. Femoral neck fracture fixation with a medial buttress plate that led to impingement with hip flexion: A case report[J]. JBJS Case Connect, 2019, 9(1): e21.

[70] Putnam S M, Collinge C A, Gardner M J, et al. Vascular anatomy of the medial femoral neck and implications for surface plate fixation[J]. J Orthop Trauma, 2019, 33(3): 111−115.

[71] Tianye L, Peng Y, Jingli X, et al. Finite element analysis of different internal fixation methods for the treatment of Pauwels type Ⅲ femoral neck fracture[J]. Biomed Pharmacother, 2019, 112: 108658.

[72] Lazaro L E, Birnbaum J F, Farshad-Amacker N A, et al. Endosteal biologic augmentation for surgical fixation of displaced femoral neck fractures[J]. J Orthop Trauma, 2016, 30(2): 81−88.

[73] Levack A E, Gausden E B, Dvorzhinskiy A, et al. Novel treatment options for the surgical management of young femoral neck fractures[J]. J Orthop Trauma, 2019, 33 (Suppl 1): S33−S37.

[74] Li Z, Zhang X, Li Z, et al. Comparative study of Pauwels type Ⅲ femoral neck fractures managed by short dynamic hip screw with fibula bone graft or cannulated screws in young adults[J]. Ann Transl Med, 2020, 8(11): 681.

[75] Jacob G, Pai S, Huggi V, et al. Lag screw with DHS (LSD) for vertical angle femoral neck fractures in young adults[J]. Injury, 2020, 51(11): 2628−2633.

[76] Wright D J, Bui C N, Ihn H E, et al. Posterior inferior comminution significantly influences torque to failure in vertically oriented femoral neck fractures: A biomechanical study[J]. J Orthop Trauma, 2020, 34(12): 644−649.

[77] Collinge C A, Mir H, Reddix R. Fracture morphology of high shear angle "vertical" femoral neck fractures in young adult patients[J]. J Orthop Trauma, 2014, 28(5): 270−275.

[78] Viberg B, Rasmussen K M V, Overgaard S, et al. Poor relation between biomechanical and clinical studies for the proximal femoral locking compression plate[J]. Acta Orthop, 2017, 88(4): 427−433.

第十章
股骨干合并股骨颈骨折

　　股骨干合并股骨颈骨折在 1953 年由 Delaney 和 Street 最早报道（图 10-1），该种类型损伤发生率低，占所有股骨干骨折的 1%～9%[1]。学者们发现这种类型骨折漏诊率非常高，达 11%～42%，因此如何早期发现、早期诊断非常关键。对于治疗来说，囿于内固定的设计和选择，目前推荐分体治疗，即股骨干骨折和股骨颈骨折分别以不同的内固定治疗。随着技术的发展和内固定的迭代，一体化固定的方法已经在临床上开始应用。

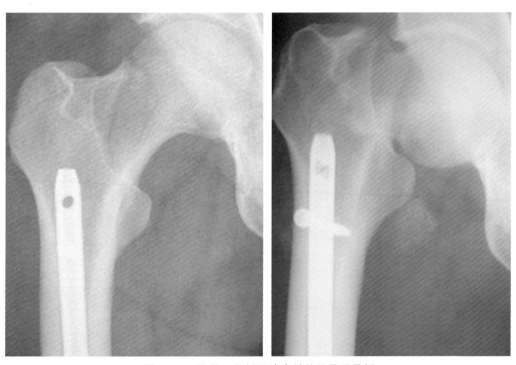

图 10-1　股骨干骨折漏诊合并的股骨颈骨折

一、损 伤 机 制

这种类型的骨折有一些共同的特点。干部骨折通常位于中远 1/3 处，常为粉碎性骨折，其中 15%～33% 为开放性骨折，合并的股骨颈骨折通常为颈基底部骨折，骨折线较垂直，多为 Pauwel 3 型骨折，其中 60% 的骨折无移位。也有研究者发现该类骨折常合并膝关节损伤，有 14%～40% 的该类型骨折合并髌骨骨折或膝关节软组织挫伤。1958 年，Ritchey 等就描述并分析了该类骨折的特点和损伤机制，他们发现这种类型骨折通常为高能量损伤，常由驾驶台损伤所导致[2]。他们认为发生机制为膝关节撞击驾驶台，导致股骨干骨折，如果暴力没有完全释放，则沿股骨干继续向近端传导，当髋关节处于外展位时，轴向的暴力最终导致了股骨颈垂直型的骨折。1981 年，Zettas 进一步分析了该类型骨折，也提出了该种类型骨折的发生机制是由于轴向暴力的逐步传导所导致[3]。当然，还有一部分股骨颈骨折是由于错误的股骨髓内钉开口所导致，通常开口偏前容易导致医源性的股骨颈骨折。

二、分 型

目前对于股骨干合并股骨颈骨折没有专门的分型，Lambris 进行了股骨多发骨折的分型（图 10-2），其中的 IIa 型即是股骨干合并股骨颈骨折。

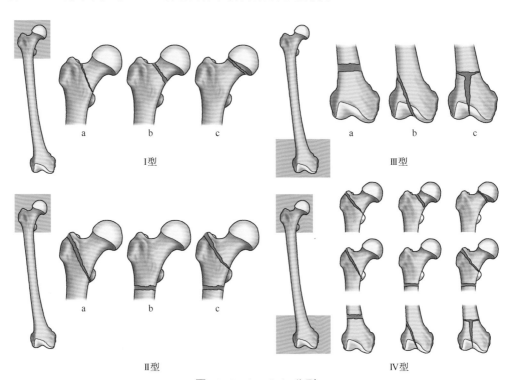

图 10-2 Lambris 分型

三、诊　断

相较于股骨干骨折，由于股骨颈骨折通常是无移位的，因此常规 X 线检查股骨颈骨折的漏诊率非常高[4-6]。因而采取进一步的检查对于提高此类损伤的早期诊断率非常重要。2007 年，Tornetta 等[7] 提出了针对此类损伤的标准化诊断流程，即术前针对所有股骨干骨折进行下肢内旋位髋关节正位片和髋关节薄层 CT（2 mm）筛查，可有效提高诊断率。术中处理股骨干骨折之前以及手术结束患者苏醒前，常规对患侧髋关节进行正侧位的透视可减少术中漏诊。同时，术后也要关注患者是否存在髋部疼痛，同时摄片排除股骨颈骨折。然而，即使采用了以上的标准化诊断流程，仍有部分隐匿性股骨颈骨折被漏诊。因此 2020 年有作者采用 CT"关节囊征"来排除隐匿性股骨颈骨折，即利用 CT 发现骨折出血造成的关节囊血肿来提高诊断率[8]。同一年，也有作者采用有限短序列的冠状非抑脂肪的 T1 和 STRI 磁共振序列，来增加股骨颈骨折诊断的敏感性，通过 MRI 检查可以发现薄层 CT 无法发现的隐匿性骨折[9]。综上，对于股骨干合并股骨颈骨折的诊断，需要仔细询问患者的受伤史，是否存在轴向的"驾驶台损伤"机制；同时要细心体检，注意髋部有无压痛、叩痛；最后，除了常规的 X 线检查，薄层 CT 甚至 MRI 对于提高诊断率是必不可少的影像检查。

四、治　疗

2018 年，Jones 和 Walker 在 JAAOS 上发表综述，总结了股骨干合并股骨颈骨折的治疗原则[10]。目前对于此类损伤，总的手术方法分为一体化固定和分体式固定，一体化固定的方法包括：头髓钉、长滑动髋螺钉和长锁定钢板；分体式固定的方法包括：逆行髓内钉加 DHS/ 股骨近端锁定钢板 / 空心钉、顺行髓内钉加空心钉、加压钢板加 DHS/ 股骨近端锁定钢板 / 空心钉。图 10-3 是目前常用的一些固定方法。相较于股骨干骨折，股骨颈骨折尤其是移位的股骨颈骨折的治疗更为重要，因为股骨颈骨折治疗的失败，特别是对于年轻患者，意味着可能接受关节置换等严重的后果。因此，目前的文献证据显示，相对于一体化固定，分体式固定可以降低股骨颈骨折复位不良的发生率，其中内翻复位是股骨颈骨折不愈合的主要原因。对于分体式固定来说，目前文献证据没有发现不同的内固定组合方式之间存在疗效差异，因此建议手术医生要完善术前计划，对于股骨颈骨折要尽量解剖复位，对于干部骨折则要恢复股骨长度、力线和旋转。

另一方面，囿于之前内固定的限制，一体化固定的效果没有分体式固定那么理想，然而随着新型内固定的设计和上市，一体化固定也能取得较好的治疗效果，而且相比分体式固定更为微创且更有生物力学优势（图 10-4），应该是未来发展的方向[11]。

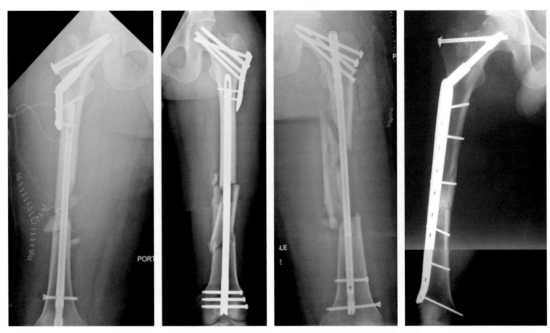

图 10-3　目前常见的股骨干合并股骨颈骨折的固定方法

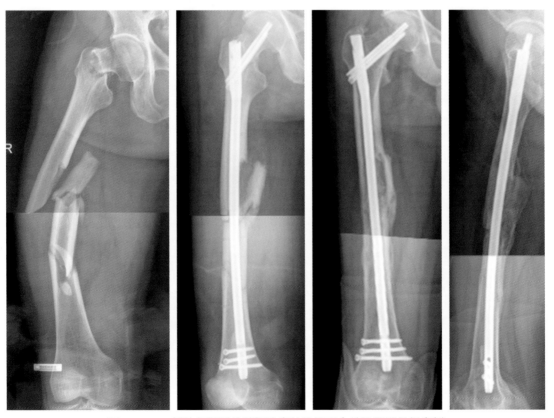

图 10-4　一例使用新型头髓钉治疗的股骨干合并股骨颈骨折病例

五、并发症与预后

文献报道，此类型骨折股骨干愈合率为 91.3%，股骨颈骨折愈合率为 98%，其中股骨颈骨折的愈合率明显高于单发的股骨颈骨折，是此类损伤的最大特点。其主要并发症包括股骨颈的畸形愈合和骨不连，发生率均为 5%，也明显低于单发的股骨颈骨折。然而，也有文献报道，对于此种类型损伤，股骨干骨折骨不连的发生率最高可达 20%，较单发的股骨干骨折明显升高，原因考虑为此种类型骨折通常为高能量损伤，干部常为开放性骨折，开放性骨折是干部发生骨不连的高危因素。

六、争　议　点

股骨干合并股骨颈骨折目前主流的治疗方式是分体式固定，新型髓内钉的设计和应用让一体化固定成为可能。然而，两种方式孰优孰劣仍需要进一步研究。

（芮碧宇，纪　方）

参 考 文 献

[1] Delaney W M, Street D M. Fracture of femoral shaft with fracture of neck of same femur; treatment with medullary nail for shaft and Knowles pins for neck[J]. The Journal of the International College of Surgeons, 1953, 19(3), 303−312.

[2] Ritchey S J, Schonholtz G J, Thompson M S. The dashboard femoral fracture: Pathomechanics, treatment, and prevention[J]. J Bone Joint Surg Am, 1958, 40: 1347−1358.

[3] Zettas J P, Zettas P. Ipsilateral fractures of the femoral neck and shaft[J]. Clin Orthop Relat Res, 1981, 160: 63−73.

[4] Cannada L K, Viehe T, Cates C A, et al. A retrospective review of high-energy femoral neck-shaft fractures[J]. J Orthop Trauma, 2009, 23: 254−260.

[5] Alho A. Concurrent ipsilateral fractures of the hip and femoral shaft: A meta-analysis of 659 cases[J]. Acta Orthop Scand, 1996, 67: 19−28.

[6] Boulton C L, Pollak A N. Special topic: Ipsilateral femoral neck and shaft fractures—does evidence give us the answer?[J]. Injury, 2015, 46: 478−483.

[7] Tornetta P Ⅲ, Kain M S H, Creevy M R. Diagnosis of femoral neck fractures in patients with a femoral shaft fracture: Improvement with a standard protocol[J]. J Bone Joint Surg Am, 2007, 89: 39−43.

[8] Rogers N B, Hartline B E, Achor T S, et al. Improving the diagnosis of ipsilateral femoral neck and shaft fractures a new imaging protocol[J]. J Bone Joint Surg Am, 2020, 102: 309−314.

[9] Park Y C, Um K S, Hong S P, Oh C W, et al. Preoperative "Computed tomography capsular sign" for the detection of occult ipsilateral femoral neck fractures associated with femoral shaft fractures[J]. Injury, 2020, 51: 1051−1056.

[10] Jones C B, Walker J B. Diagnosis and management of ipsilateral femoral neck and shaft fractures[J]. J Am Acad Orthop Surg, 2018, 26(21): e448−e454.

[11] De L J C, Tye C B, Breinholt C S, et al. Safety and efficacy of a novel cephalomedullary nail femoral shaft fractures: a retrospective observational cohort in 33 patients[J]. Patient Saf Surg, 2020, 14(1): 44.

第十一章
股骨远端骨折

股骨远端骨折是指股骨远端关节面 15 cm 以内的骨折，发病率占全身骨折的 0.4%～1.0%，占股骨骨折的 4%～7%。好发于年轻男性和老年女性，前者多为高能量损伤，后者与骨质疏松有关。由于股骨远端是膝关节的重要组成，若骨折治疗不当，常会影响膝关节功能和下肢的功能。

一、应用解剖

股骨远端是股骨干向股骨髁的延变，管状骨冠状位（内外向）扩张形成股骨的内外髁，髁的横径约为干的 3 倍。股骨髁的前方、下方、后方均为软骨包裹形成关节面。内外髁的远端分别与胫骨内外侧平台构成胫股关节，中间嵌有半月板。股骨内外髁的前方融合形成滑车与髌骨构成髌股关节。股骨内外侧髁的远端及后方包裹髁间窝，前后交叉韧带即容纳于髁间窝内。髁间窝的后方较深，内容重要的血管和神经。膝关节的内外侧副韧带附着于股骨内外髁的侧方。腓肠肌的内外侧头分别起于股骨内外髁上后方的骨嵴，骨折发生时，常牵拉骨折端向后方移位。

二、损伤机制与分类

股骨远端骨折的损伤机制主要是高能量损伤，包括交通事故伤、直接击打伤、摔伤、高处坠落伤等。对于骨质疏松的老人，扭伤等低能量损伤也可以导致股骨远端的骨折。

股骨远端骨折的分型常用的是 AO/OTA 分型，即：髁上骨折（A 型）、单髁骨折（B 型）、髁上髁间骨折（C 型）。根据骨折的具体部位和碎裂程度又可分为 1、2、3 及 .1、.2、.3（图 11−1）。其中 B3 型为股骨髁的冠状位骨折，俗称 Hoffa 骨折，将在下一章讨论。

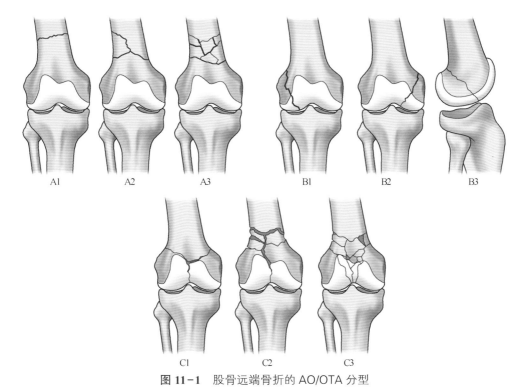

A1　　　　　A2　　　　　A3　　　　　　B1　　　　　B2　　　　　B3

C1　　　　　　C2　　　　　　C3

图 11-1　股骨远端骨折的 AO/OTA 分型

三、临床表现与辅助检查

患者通常有明确的外伤病史，主诉为股骨远端或膝部的肿胀、畸形、疼痛、活动不能或者异常活动。有时有明显的骨擦音和骨擦感。伴有神经、血管损伤者可有相应症状和体征。

影像学检查是股骨远端骨折的重要诊断依据。

1. X 线

规范的股骨远端正侧位片，可以清晰地显示骨折线。但由于严重创伤引起疼痛及骨折移位，难以获得标准的正侧位，信息量受限，不利精细分型。

2. CT 检查

在股骨远端骨折评估中应用愈加广泛，可在平扫的基础上添加二维重建和三维重建，可以清晰显示骨折的部位、形态、碎裂程度与对应关系，为骨折的分型与治疗提供详细信息。

3. MRI 检查

不是常规的检查手段，在排除隐匿性骨折和诊断韧带损伤、半月板损伤中具有不可替代的作用。

4. B 超

在诊断膝关节侧副韧带损伤、膝关节周围神经、血管损伤中具有重要意义。

四、治　疗

根据骨折类型与患者的状态区别对待，可选择非手术保守治疗、外固定架固定和切开复位内固定治疗。

（一）非手术治疗

股骨远端骨折多数采用手术治疗，仅部分移位不明显或不能耐受手术的患者采用保守治疗，包括牵引、石膏或支具外固定等手段。存在维持复位困难和固定不确实的缺点，且长期卧床和超关节制动容易导致关节僵硬、深静脉栓塞、压疮、肺栓塞、肺炎等不良后果。

（二）外固定支架固定

外固定支架固定有单臂、多臂、环形、张力环固定等多种方式，是介于切开复位内固定与非手术治疗之间的半侵入固定手段，具有操作简便、创伤小，并且可牵引、调节复位，以及便于早期功能活动等优点。有时与有限的内固定结合使用。缺点是不适合膝关节内骨折，且股骨远端穿针不便，容易松动，针道感染率较高。故多用于开放伤性骨折、软组织损伤严重或合并其他脏器严重损伤需要抢救生命的患者。Kumar 等治疗 20 例开放性 C 型骨折，平均愈合时间为 36 周，40% 短缩 4 cm，40% 短缩 1.5 cm，21% 钉道感染，大多数有行走疼痛和膝关节活动范围缩小[1]。

（三）切开复位内固定

切开复位内固定是近来治疗股骨远端骨折的主要手段，20 世纪 60 年代，其成功率为 52%～54%，70 年代成功率为 73.5%～75%，80 年代成功率为 74%～80%，90 年代后至今，随着创伤理念、手术技术、固定材料与新型器材的发展，手术成功率与满意率都得到进一步提高。

1. 角状钢板与动力髁螺钉

（1）固定角度（95°）的角状钢板：是一种较早的角状固定，可以提供多轴稳定，提高了固定强度，有效维持复位后的长度和力线，满意率可达 82%。手术时显露较大，放置角度要掌握好。对于冠状位骨折不合适。

（2）动力髁螺钉（dynamic condylar screw, DCS）：是角钢板的改进，安装更方便，可在较小的显露范围内操作。其优点和适应证与角状钢板相似。Razap 等总结了应用动力髁螺钉治疗 102 例股骨远端骨折的效果，随访 4 个月，96 例愈合（94.1%），7 例感染（6.9%），21 例膝关节僵硬（20.6%），7 例短缩（6.9%）[2]，显示其治疗效果与现代要求仍有些距离。

2. 解剖钢板固定

解剖复位后钢板内固定是近年来应用最广泛的治疗股骨远端骨折的方式，尤其是解剖钢板的发展，以及锁定钢板的加持，使得股骨远端骨折治疗效果大大提高。总的治疗原则可根据 AO 分型区别对待。

A 型：如果是简单的，可使用加压钢板；若是粉碎性骨折，选用桥接钢板固定，有利骨痂形成。

B 型：俗称单髁骨折，可跨骨折线加压固定，或者在螺钉固定基础上钢板扶壁支撑（buttress-type construct）（图 11-2）。B3 型：又称 Hoffa 骨折，可用低切迹拉力螺钉垂直骨折线固定。

C 型：俗称双髁骨折，强调要做到关节面解剖复位，对位对线均要满意，然后进行钢板固定。

解剖锁定钢板是目前最常用的股骨远端骨折固定器械，在匹配股骨远端解剖形态基础上加钉板间锁定，以获得角状稳定。多行、多列螺钉分布提供多平面的固定，较好地承载扭转应力和轴向负荷。这对患有骨质疏松的老年患者尤为适用。锁定钢板往往配有置钉导向器，可在较小暴露显示下完成固定（MIPPO 技术）。

3. 锁定钢板的争议与应对

锁定钢板在提供坚强内固定的同时，相应地减少了骨折端的微动。不少学者认为过度坚强固定会抑制骨痂形成，影响骨折愈合，进而出现股骨远端骨折端，尤其是股骨髁上骨折处的断钉、断板现象。研究证明，骨折块间的生物学微动（biological motion）可以刺激骨痂形成，有利于骨折愈合。因此，在使用锁定钢板治疗股骨远端骨折时，要选用材质弹性模量合适的钢板，并考虑锁定螺钉的数量与分布，增加钢板桥接跨度区域，使骨折端存在适当的生物学微动，进而刺激骨折愈合。

（1）远皮质固定（far cortical locking，FCL）技术（图 11-3）：是增加锁定钢板生

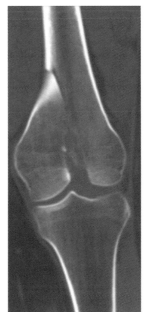
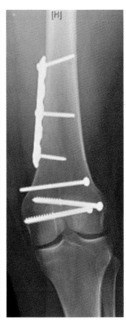

图 11-2 B2 型骨折 Buttress 重建固定

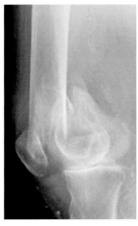
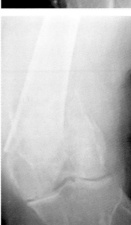
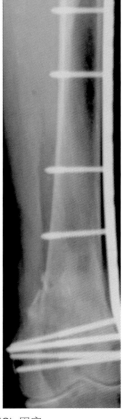

图 11-3 FCL 固定

物学微动的另一手段。仅在远侧皮质锁定固定，近侧皮质不锁定，从而在远侧皮质与钢板间形成一个弹性单元（elastic element）。当施加应力载荷时，断端间存在微动，进而促进骨痂生成，有利骨折愈合[3]。

（2）内侧辅助钢板：锁定钢板治疗股骨远端骨折，多置放于股骨的外侧，属于张力侧固定。当骨折为粉碎性骨折、内侧存在蝶形骨块或内侧存在缺损，即内侧股骨髁缺少支撑时，容易发生断板、断钉现象。这时，可考虑在内侧髁添加钢板辅助固定，使固定更牢靠、应力分布更均衡。内侧钢板可选择内侧髁钢板、普通锁定钢板、重建钢板等。重建钢板易塑形，容易操作，临床应用效果良好。内侧添加辅助钢板，在股骨远端骨折翻修术中应用更广（图11-4）。

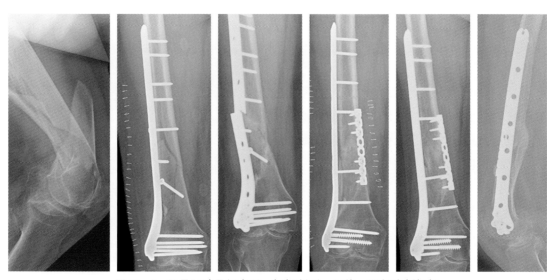

图11-4　股骨远端骨折术后，钢板断裂，返修，添加内侧钢板

（3）髓内替代支撑（endosteal substitution）：近来有学者提出在骨内重建内侧柱的支撑以避免在内侧重开切口。髓内替代支撑适用于股骨内侧粉碎、缺损、骨质疏松、内侧软组织条件不佳者。可选用金属板、金属棒、腓骨段等植入远端髓腔，与外侧钢板组成并联，形成更为坚强的内固定[4]。生物力学研究证实，加用髓内支撑的钢板固定，在抵抗扭转应力、承载轴向应力方面具有更多优势（图11-5）。但是采用髓内支撑手术时间长，失血多，若想取出也比较困难，所以临床应用不多。

4. 远端髓内钉固定

髓内钉固定股骨远端骨折也是常见的治疗方式。由于髓内钉为中轴/中心内固定，可以减少内、外翻应力，很少发生断钉现象。对于A型和C1型骨折适用，且可闭合复位、微创操作，避免过大暴露。可以早期运动、早期负重，降低长期制动导致的并发症。但是髓内钉固定对复位技术要求较高，对位、对线要满意。由于抗扭转力量较弱，对粉碎的髁间（C2、C3型）骨折不能单独使用，需要辅助固定。

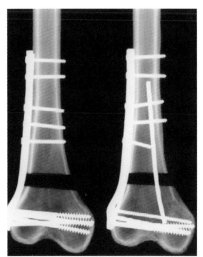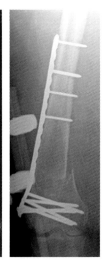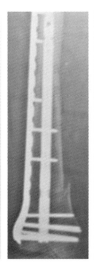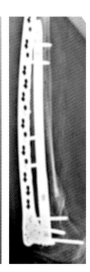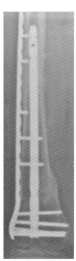

图 11-5　加用髓内支撑的钢板固定

左：应力测试模型；右：老年骨不连患者，髓内替代支撑后愈合

（四）各种内植物的生物力学特性

近来不少学者对动力髁螺钉、锁定钢板、髓内钉及锁定钢板合并使用髓内支撑做了应力分析，结果大同小异。多数认为，对于髁上骨折模型（伴内侧小缺口），动力髁螺钉较锁定钢板抗扭转力相仿，但轴向载荷力与抗疲劳性稍弱，更容易出现近端螺钉拔出与钢板结合处变形现象[5]。髓内钉较锁定钢板具有更强的轴向载荷力与对抗内外翻性能，抗疲劳性也更强；但抗扭转力较弱。无论是髓内钉，还是锁定钢板，单独使用时，任何方面的生物学强度都没有髓外联合髓内固定强[6]。因此，对于患有严重骨质疏松的老年患者以及高能量损伤导致股骨远端粉碎性骨折的年轻患者可考虑联合髓内与髓外固定，以获得最佳治疗效果。

（五）假体置换与假体周围骨折

中国已进入老年化社会，骨科医生在处置老年人股骨远端骨折时应结合老年人的特殊性给予更经济、更实惠、更有利于功能恢复的治疗。对于那些患有严重膝关节炎的、关节面粉碎性骨折难以修复的、骨质疏松严重固定预见失效的、干骺端骨缺损的以及即使复位与康复可预见疼痛与关节功能严重障碍的高龄老人，可考虑与内固定相结合直接行膝关节置换。这可以减少不成功的切开复位内固定术给患者带来的痛苦与并发症，提高患者的生活质量。对股骨远端骨折进行假体置换是不得已而为之，并不提倡。

随着医疗技术的发展以及生活水平的提高，越来越多的老人接受了膝关节的置换，假体周围骨折近年来愈发多见。全膝关节置换术（total knee arthroplasty, TKA）术后假体周围骨折率为 0.3%～2.5%。根据不同的骨折类型，可采用锁定钢板、非锁定钢板、髓内钉、螺钉、接骨板、环扎带、同种异体骨、外固定支架、假体翻修等方式处理。锁定钢板与逆行髓内钉是主流治疗手段，效果相似，有时合并使用。假体周围骨折的愈合较缓慢，骨折愈合率为80%，并发症发生率达45%，有的需要施行翻修术。

五、争 议 点

复杂的股骨远端骨折存在治疗挑战，一些方法仍存在争议。主要表现在：① 髓内替代支撑的应用：该技术应用于股骨远端骨折在抵抗扭转应力、承载轴向应力方面具有更多优势，但存在手术时间长、失血多、取出困难等缺点。若能设计出便于操作的相应器械与工具，将能得到更广泛的使用。② 对股骨远端骨折患者施行关节置换也存在争议。其利弊有待于更多的临床论证。但对于严重的骨质疏松患者，如何更好地复位固定，并能早期功能锻炼，是以后继续努力的方向。

（张　权，禹宝庆）

参 考 文 献

[1] Kumar P, et al. Treatment of Gustilo grade Ⅲ B supracondylar fractures of the femur with Ilizarov external fixation[J]. Acta Orthop Belg, 2006, 72(3): 332-336.

[2] Razaq M. Outcomes of distal femur fracture treated with dynamic condylar screw[J]. J Ayub Med Coll Abbottabad, 2016, 28(2): 259-261.

[3] Bottlang M. Far cortical locking can improve healing of fractures stabilized with locking plates[J]. J Bone Joint Surg Am, 2010, 92(7): 1652-1660.

[4] Spitler C A. Endosteal substitution with an intramedullary rod in fractures of the femur[J]. J Orthop Trauma, 2018, 32(Suppl 1): S25-S29.

[5] Ashutosh K S, Amit R, Vakil S. Biomechanical comparison of dynamic condylar screw and locking compression plate fixation in unstable distal femoral fractures: An in vitro study[J]. Indian J Orthop, 2013, 47(6): 615-620.

[6] Eklem H E. Combination of anatomical locking plate and retrograde intramedullary nail in distal femoral fractures: comparison of mechanical stability[J]. 2015; 26(1): 21-26.

第十二章
股骨 Hoffa 骨折

股骨 Hoffa 骨折是指股骨后髁的冠状面骨折，发生率较低，约占成人股骨骨折的 0.5%、成人股骨远端骨折的 5%[1]。外髁 Hoffa 骨折较内髁 Hoffa 骨折常见，双髁 Hoffa 骨折较为罕见。

一、应用解剖

股骨后髁的远端有透明软骨覆盖，参与形成胫股关节。后髁的后方有关节囊和腓肠肌起点附着。外侧后髁的外侧有外侧副韧带、腘肌腱附着，内侧有前交叉韧带的股骨端附着；内侧后髁的内侧有内侧副韧带附着，外侧有后交叉韧带的股骨端附着。这些韧带、关节囊和肌肉起点不仅参与维持膝关节的稳定性，而且对后髁骨块的血供也发挥了重要作用。

最新的解剖学研究显示，股骨后髁骨块的血供有骨外和骨内两大来源[2]。内侧髁的骨外血供主要来源于膝上内侧动脉和膝降动脉，而外侧髁的骨外血供主要来自膝上外侧动脉和膝下外侧动脉[2]。这些动脉不仅为股骨后髁提供血供，而且还发出骨关节穿支与骨内血管形成弓状交通支[2]。这意味着如果 Hoffa 骨折块较小，缺少软组织附着，或者因术中对 Hoffa 骨块剥离过多，造成骨内和骨外的血供同时遭到严重破坏，那么缺血性坏死发生的风险就大大增加。

二、损伤机制

Hoffa 骨折通常被认为是一种高能量损伤，常伴有其他部位的外伤。最常见的外伤原因是交通事故，其次是高处坠落[3]。但对于骨质疏松人群，低能量损伤也可造成 Hoffa 骨折。此外，医源性损伤也会造成 Hoffa 骨折，比如在膝前交叉韧带重建过程中，如果股骨隧道过于靠近股骨后髁的后方关节面，就可能导致 Hoffa 骨折[4]。

一般认为 Hoffa 骨折是在膝关节屈曲超过 90° 时，股骨远端遭受轴向剪切应力所致[5]。如果下肢处于轻度外展位，则股骨外侧髁容易发生 Hoffa 骨折；如果下肢处于内收、内旋位，则股骨内侧髁容易发生 Hoffa 骨折。

三、临床表现与辅助检查

患者都有明确的外伤史。Hoffa 骨折的局部表现包括膝关节的肿胀、疼痛和关节活动障碍。查体可能会发现患侧浮髌试验阳性，如果在麻醉下检查膝关节的稳定性，则可能会发现屈膝 30° 侧方应力试验阳性[6]。由于 Hoffa 骨折多是高能量损伤，所以，除了检查膝关节局部情况外，还应注意是否有其他部位的合并损伤。虽然在 Hoffa 骨折中，腘血管和神经损伤鲜有发生[7]，但在体检时也不应忽视对下肢血运、感觉和运动功能的评估。

影像学检查通常包括膝关节正位和侧位 X 线片及膝关节 CT。由于 Hoffa 骨折是股骨后髁的冠状面骨折，所以单靠 X 线片极容易漏诊。膝关节 CT 目前被认为是诊断 Hoffa 骨折的金标准，不仅可以清晰地显示骨折线、评估骨折块大小和移位方向，而且还可判断 Hoffa 骨块关节面是否有压缩或粉碎[8]。MRI 检查虽不是诊断 Hoffa 骨折的常规，但其对膝关节合并的韧带、半月板损伤的评估具有较大的价值。

四、分　　型

传统上，Hoffa 骨折采用 Letteneur 分型。1977 年，Letteneur 根据膝关节侧位 X 线片将 Hoffa 骨折分为三型[9]。Ⅰ型是指骨折线平行于股骨远端的后侧皮质，整个股骨后髁与股骨远端分离；Ⅱ型的 Hoffa 骨折块较Ⅰ型偏小，并可根据体积进一步分为Ⅱa、Ⅱb 和Ⅱc；Ⅲ型是指股骨后髁的斜行骨折。虽然该分型较为简单，并可根据分型来预测 Hoffa 骨块发生缺血性坏死的风险，但该分型有其明显的局限性，比如仅凭 X 线片较难发现 Hoffa 骨折，遑论进行准确的骨折分型，而且目前仍缺乏该分型与缺血性坏死之间的临床相关性证据[10]。

根据 2018 年的 AO/OTA 骨折分型，单髁的 Hoffa 骨折统一归为 33B3.2 型，双髁的 Hoffa 骨折归为 33B3.3 型[11]，该分型方法仅用于临床病例资料的收集和归档。

李卫华等首先提出 Hoffa 骨折的 CT 分型[12]。依据 CT 矢状面上骨折线数量进行分型，即有几条骨折线即为几型。此外，根据矢状面上的股骨解剖轴线和股骨远端的后方皮质延长线，将股骨髁由前向后依次分为 a、b、c 3 个区，将骨折线累及的分区编号作为分型的后缀用于说明骨折线的位置。比如Ⅲabc 型骨折有 3 条骨折线，并且骨折线累及 a、b、c 3 个区。

谢雪涛等利用骨折地图技术对 75 例 Hoffa 骨折进行分析，结果发现：① Hoffa 骨折线在 Letteneur 分型中是逐渐过渡的，在Ⅰ、Ⅱ、Ⅲ型骨折中并无明显的分界线；② Hoffa 骨折平面并非绝对的冠状面，更多的是与冠状面呈一定的角度，比如在横断面上，外髁 Hoffa 骨折的大多数骨折线是从前外走向后内，内髁 Hoffa 骨折的骨折线则大多从前内走向后外（图 12-1），而在矢状面上，Hoffa 骨折线大多从前下走向后上（图 12-2 和图 12-3）；③ 35.5% 的 Hoffa 骨折伴有关节面的塌陷或粉碎，且多集中于关节面的负重区域（图 12-4）[8]。上述发现也引起更多的学者开始关注 Hoffa 骨折中伴随的关节面塌陷或粉碎情况[13, 14]。Chandrabose 等将 Hoffa 骨折分为 4 型：A 型指简单的 Hoffa 骨折，B 型指伴有关节面塌陷或粉碎的 Hoffa 骨折，C 型指后髁近端粉碎的 Hoffa 骨折，D 型指同时伴有关节面粉碎或塌陷和后髁近端粉碎的 Hoffa 骨折[14]。

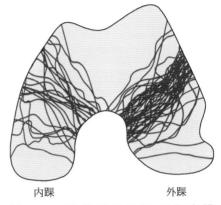

内髁　　　　　外髁

图 12-1　75 例股骨 Hoffa 骨折在横断面上的骨折线[8]（图片使用已获得 Wolters Kluwer Health, Inc. 同意）

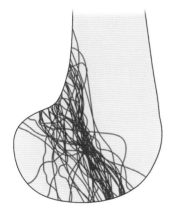

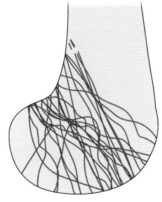

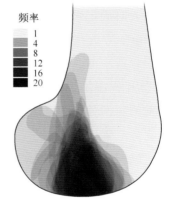

频率
1
4
8
12
16
20

图 12-2　49 例股骨外髁 Hoffa 骨折在矢状面上的骨折线[8]（图片使用已获得 Wolters Kluwer Health, Inc. 同意）

图 12-3　26 例股骨内髁 Hoffa 骨折在矢状面上的骨折线[8]（图片使用已获得 Wolters Kluwer Health, Inc. 同意）

图 12-4　22 例股骨外髁 Hoffa 骨折的塌陷/粉碎关节面骨块在矢状面上的分布位置[8]（图片使用已获得 Wolters Kluwer Health, Inc. 同意）

五、治　疗

Hoffa 骨折属于关节内骨折，在治疗上遵循 AO 关节内骨折的四大原则，即解剖复位关节面、坚强固定、保护骨折块血运和尽早康复锻炼。因而，保守治疗仅局限于那些不能耐受手术的患者。Hoffa 骨折即使没有移位，目前的观点仍是建议手术治疗。因为 Hoffa 骨折块容易受到腓肠肌或腘肌的牵拉而在保守治疗过程中发生移位，从而导致保守治疗失败，因此应严格掌握保守治疗的适应证[15, 16]。

切开复位内固定是 Hoffa 骨折的首选治疗方案。应当依据骨折的位置、骨折块大小、骨折线方向、关节面是否有塌陷或粉碎、合并骨折类型以及软组织损伤情况来制订个性化的手术治疗方案。

（一）内固定方式

内固定主要有两种形式：拉力螺钉和钢板结合拉力螺钉。Sun 等针对 Letteneur Ⅰ型 Hoffa 骨折开展一项生物力学研究，结果发现：① 钢板结合拉力螺钉的固定强度显著优于单纯的拉力螺钉固定；② 由后向前植入拉力螺钉的固定强度显著优于由前向后植入拉力螺钉；③ 侧方钢板结合拉力螺钉的固定强度显著优于后方钢板结合拉力螺钉[17]。在拉力螺钉的数量、直径和类型方面，Hak 等根据生物力学研究结果建议至少采用 2 枚拉力螺钉固定 Hoffa 骨折，其中 1 枚直径 6.5 mm 的半螺纹空心钉的固定强度几乎等同于 2 枚直径 3.5 mm 的骨皮质螺钉[18]。在拉力螺钉的方向上，Yao 等的生物力学研究发现由前向后植入拉力螺钉固定外侧髁 Letteneur Ⅰ型 Hoffa 骨折，与由后外向前内植入拉力螺钉在固定强度上并无显著性差异[19]。从理论上讲，当拉力螺钉垂直于骨折平面植入时固定强度最大，结合最新的 Hoffa 骨折 CT 形态学研究[8]，由于大多数的外侧髁 Hoffa 骨折在横断面上从前外走向后内，因而当拉力螺钉从后外向前内植入时反而垂直于骨折平面，从而获得最大固定强度。由于由前向后植入拉力螺钉的固定强度较弱，Yu 等还提出增加 1 枚拉力螺钉，由髁间凹植入，但其固定强度还有待进一步验证[19]。目前的病例对照研究也提示增加该枚螺钉在骨折愈合时间和临床功能改善方面并无统计学优势[20]。

虽然生物力学研究显示钢板结合拉力螺钉的固定强度要优于单纯拉力螺钉，但其缺点也显而易见，放置钢板需要剥离更多的软组织，特别是在 Hoffa 骨块后方放置抗滑钢板。所以，钢板结合拉力螺钉的固定方式虽然也可用于简单 Hoffa 骨折[21]，但更适合用于较为复杂的 Hoffa 骨折，例如伴有关节面或干骺端粉碎的 Hoffa 骨折、骨质疏松性 Hoffa 骨折、陈旧性 Hoffa 骨折以及 Hoffa 骨块较大的骨折等[13, 14, 22, 23]。

（二）手术入路

Orapiriyakul 等认为选择合适的 Hoffa 骨折手术入路需要考虑以下三个因素：骨折块大小、复位方法和内植物的类型[2, 24]。目前常用的手术入路包括内侧或外侧髌旁手术入路，可显露股骨后髁的前方 2/3 区域，适用于大部分的简单骨折。直接外侧入路在髂胫束的前方和后方显露股骨外侧髁，如果增加手术显露范围，可通过 Gerdy 结节截骨将髂胫束向近端翻转，这样就可以显露几乎整个股骨髁的外侧面，适用于处理绝大部分的外侧髁 Hoffa 骨折。后外侧入路位于股二头肌和腓肠肌外侧头之间，可显露外侧髁的后方，不仅可以由后向前植入拉力螺钉，而且在向切口近端分离后，还可放置抗滑钢板，但该切口需要显露腓总神经，必要时还需切断腓肠肌外侧头。王海等采用改良的 Carlson 手术入路治疗 Hoffa 骨折，切口类似后外侧入路，但他们通过将股二头肌向前和向后牵拉而形成两个手术窗，即位于髂胫束和股二头肌之间的外侧窗、位于股二头肌和腓肠肌外侧头之间的后外侧窗，这样既可观察和处理股骨外侧髁负重关节面区域的塌陷，还可由后向前植入内植物[25]。内收肌下方入路可显露内侧髁的前 3/4 区域，向切口近端分离，可在后内侧放置抗滑钢板或者在内侧放置中和钢板，但在切口近端需注意供应 Hoffa 骨块血运的膝降动脉。直接内侧入路位于内侧副韧带的后方，可显露内侧髁的后方区域，便于由后向前植入拉力螺钉。Orapiriyakul 等通过尸体研究还发现当内侧髁 Hoffa 骨块大于内侧髁前后径的 28.7% 或者外侧髁 Hoffa 骨块大于外侧髁前后径的 19.9% 时，建议采用髌旁入路治疗 Hoffa 骨折；反之则建议采用直接内侧入路处理内侧髁 Hoffa 骨折或者后外侧入路处理外侧 Hoffa 骨折；对于一些复杂的、伴有关节面粉碎的骨折，可以考虑联合入路[24]。

近年来，国内外均有学者尝试用关节镜辅助治疗 Hoffa 骨折[26, 27]。关节镜不仅可用来监视骨折块的复位和螺钉安置，还可发现和处理合并的韧带和半月板损伤等。Ercin 等报道了 8 例单纯 Hoffa 骨折采用关节镜辅助治疗，术中发现 1 例患者合并有前交叉韧带断裂，1 例合并有内侧半月板撕裂，平均随访 29 个月，全部患者结果良好[26]。

六、并 发 症

手术治疗 Hoffa 骨折的短期效果较为理想[28]，但长期效果仍不太令人满意[29]。最常见的手术并发症是创伤性膝骨关节炎，Onay 等报道了 13 名 Hoffa 骨折患者，术后随访 62～134 个月，7 名患者出现了不同程度的创伤性膝关节炎，还有 2 名患者发生了 Hoffa 骨块缺血性坏死[29]。其他并发症还包括膝关节不稳定、骨折畸形愈合或不愈合等[23, 29-31]。

七、争 议 点

近年来，对 Hoffa 骨折的形态学研究取得了较大突破[8]。Hoffa 骨折的诊断和治疗原则也较为明确，目前对 Hoffa 骨折的争议主要集中在固定方式上，即是采用单纯拉力螺钉固定还是采用钢板结合螺钉固定，以及螺钉的方向和钢板的位置等。由于该病发病率较低，目前尚无这方面的病例对照研究。虽然生物力学研究证实钢板结合螺钉的固定强度优于拉力螺钉固定，但放置钢板势必会加重软组织损伤，可能破坏 Hoffa 骨块的血运，影响骨折愈合[2]。如何根据 Hoffa 骨折的类型来选择合适的手术入路和最佳固定方式仍是目前的研究热点。

（谢雪涛，禹宝庆）

参 考 文 献

[1] 程家祥，陈伟，孙然，等 . 2003 年至 2012 年河北医科大学第三医院成人股骨远端骨折的流行病学分析 [J] . 中华创伤骨科杂志，2014，16（8）：695-699.

[2] Orapiriyakul W, Apivatthakakul T, Buranaphatthana T. How to determine the surgical approach in Hoffa fractures?[J]. Injury, 2018, 49(12): 2302-2311.

[3] 周亚斌，王庆贤，陈伟 . Hoffa 骨折的研究进展［J］. 中华外科杂志，2017，55（1）：73-77.

[4] Werner B C, Miller M D. Intraoperative Hoffa fracture during primary ACL reconstruction: can hamstring graft and tunnel diameter be too large?[J]. Arthroscopy, 2014, 30(5): 645-650.

[5] Lewis S L, Pozo J L, Muirhead-Allwood W F. Coronal fractures of the lateral femoral condyle[J]. J Bone Joint Surg Br, 1989, 71(1): 118-120.

[6] Wagih A M. Arthroscopic management of a posterior femoral condyle (hoffa) fracture: surgical technique[J]. Arthrosc Tech, 2015, 4(4): e299-303.

[7] Goos J A C, Emmink B L, Nieuwenhuis D, et al. Hoffa fracture accompanied by dissection of the popliteal artery[J]. BMJ Case Rep, 2019, 12(12): e232348.

[8] Xie X, Zhan Y, Dong M, et al. Two and three-dimensional CT mapping of Hoffa fractures[J]. J Bone Joint Surg Am, 2017, 99(21): 1866-1874.

[9] Letenneur J, Labour P E, Rogez J M, et al. Hoffa's fractures. Report of 20 cases (author's transl) [J]. Ann Chir, 1978, 32(3-4): 213-219.

[10] Gavaskar A S, Tummala N C, Krishnamurthy M. Operative management of Hoffa fractures—a prospective review of 18 patients[J]. Injury, 2011, 42(12): 1495-1498.

[11] Meinberg E G, Agel J, Roberts C S, et al. Fracture and dislocation classification compendium-2018[J]. J Orthop Trauma, 2018, 32 Suppl 1: S1-S170.

[12] 李卫华，刘亚波，王满宜 . Hoffa 骨折的 CT 分型［J］. 中华创伤骨科杂志，2013，15（9）：737-741.

[13] Pires R E, Giordano V, Fogagnolo F, et al. Algorithmic treatment of Busch-Hoffa distal femur fractures: A technical note based on a modified Letenneur classification[J]. Injury, 2018, 49(8): 1623-1629.

[14] Chandrabose R, Saha S, Kumar H, et al. A computed tomography-based classification of Hoffa fracture: Surgical treatment considerations and prognostic outcome with assessment of reproducibility[J]. J Orthop, 2019, 20: 21-27.

[15] Patel P B, Tejwani N C. The Hoffa fracture: Coronal fracture of the femoral condyle a review of literature[J]. J Orthop, 2018, 15(2): 726-731.

[16] Mierzwa A T, Toy K A, Tranovich M M, et al. Surgical approaches, postoperative care, and outcomes associated with intra-articular Hoffa fractures: a comprehensive review[J]. JBJS Rev, 2019, 7(8): e8.

[17] Sun H, He Q F, Huang Y G, et al. Plate fixation for Letenneur type I Hoffa fracture: a biomechanical study[J]. Injury, 2017, 48(7): 1492-1498.

[18] Hak D J, Nguyen J, Curtiss S, et al. Coronal fractures of the distal femoral condyle: A biomechanical evaluation of four internal fixation constructs[J]. Injury, 2005, 36(9): 1103-1106.

[19] Yao S H, Su W R, Hsu K L, et al. A biomechanical comparison of two screw fixation methods in a Letenneur type I Hoffa fracture[J]. BMC Musculoskelet Disord, 2020, 21(1): 497.

[20] Xu Y, Li H, Yang H H. A new fixation method for Hoffa fracture[J]. Eur J Trauma Emerg Surg, 2013, 39(1): 87-91.

[21] Xu Y, Li H, Yang H H, et al. A comparison of the clinical effect of two fixation methods on Hoffa fractures[J]. Springerplus, 2016, 5(1): 1164.

[22] Shi J, Tao J, Zhou Z, et al. Surgical treatment of lateral Hoffa fracture with a locking plate through the lateral approach[J]. Eur J Orthop Surg Traumatol, 2014, 24(4): 587-592.

[23] Zhang P, Zhang X Z, Tao F L, et al. Surgical treatment and rehabilitation for Hoffa fracture nonunion: two case reports and a literature review[J]. Orthop Surg, 2020, 12(4): 1327−1331.

[24] Orapiriyakul W, Apivatthakakul T, Phornphutkul C. Relationships between Hoffa fragment size and surgical approach selection: a cadaveric study[J]. Arch Orthop Trauma Surg, 2018, 138(12): 1679−1689.

[25] 王海，叶君健，郑力峰，等 . 扩大 Carlson 入路治疗股骨外侧髁 Hoffa 骨折疗效分析［J］. 中国修复重建外科杂志，2021，35（4）：439−444.

[26] Ercin E, Baca E, Kural C. Arthroscopic treatment of isolated Hoffa fractures[J]. J Knee Surg, 2017, 30(8): 842−848.

[27] Xiao K, Chen C, Yang J, et al. An attempt to treat Hoffa fractures under arthroscopy: A case report[J]. Chin J Traumatol, 2018, 21(5): 308−310.

[28] Trikha V, Das S, Gaba S, et al. Analysis of functional outcome of Hoffa fractures: a retrospective review of 32 patients[J]. J Orthop Surg (Hong Kong), 2017, 25(2): 2309499017718928.

[29] Onay T, Gülabi D, Çolak İ, et al. Surgically treated Hoffa fractures with poor long-term functional results[J]. Injury, 2018, 49(2): 398−403.

[30] Somford M P, van Ooij B, Schafroth M U, et al. Hoffa nonunion, two cases treated with headless compression screws[J]. J Knee Surg, 2013, 26 Suppl 1: S89−93.

[31] Oda T, Maeyama A, Ishimatsu T, et al. Distal femoral osteotomy for genu valgum deformity caused by malunited Hoffa fracture[J]. BMJ Case Rep, 2021, 14(2): e238615.

第十三章
胫骨平台骨折

胫骨平台骨折是临床上常见的关节内骨折，约占全身骨折的 1%[1]。骨折的复杂性及较高的并发症使胫骨平台骨折成为临床研究的热点和难点。高能量损伤引起的胫骨平台骨折可能伴随神经和血管损伤、骨筋膜室综合征、深静脉血栓形成、软组织挫伤、挤压伤或开放性伤口 [2]。Tscherne 和 Lobenhoffer 强调区分单纯胫骨平台骨折和骨折脱位型胫骨平台骨折。在一项对 190 例胫骨近端骨折的回顾性研究中发现 [2]，在非脱位型胫骨平台骨折中，67% 的患者存在半月板损伤，而在脱位型胫骨平台骨折中，交叉韧带损伤、内侧副韧带损伤发生率高达 96% 和 85%。因此，术前在对骨性损伤准确评估的同时，还需对软组织损伤情况进行评估，以便做出最佳的治疗方案。

一、应 用 解 剖

胫骨内侧平台呈凹面状，外侧平台呈凸面状，内侧平台比外侧平台更加宽大，其承受的负荷更大，故内侧平台软骨下骨更密、更强。外侧平台比内侧平台外置更高。胫骨平台后倾角（与胫骨解剖轴成角）为 81°。前后交叉韧带附着于胫骨髁间嵴，其作用为防止胫骨相对股骨的前移；后交叉韧带的作用是防止胫骨相对股骨的后移。内侧副韧带起自股骨内上髁，止于胫骨内髁，起到对抗外翻的作用；外侧副韧带起自股骨外上髁，止于腓骨头，起到对抗内翻和防止股骨外旋的作用。内侧和外侧半月板是呈新月形的纤维软骨结构，其中，内侧半月板呈 C 形，外侧半月板近似于 O 形，其作用是吸收施加于胫骨平台上的负荷，加深平台关节面，增加关节间润滑和提供膝关节营养。

二、损 伤 机 制

北京积水潭医院创伤骨科毛玉江分析并提出了胫骨平台骨折 6 种不同的损伤机制[3]：① 膝关节伸直外翻型损伤，骨折形态表现为胫骨平台外侧柱的劈裂、塌陷或者同时存在，是最常见的损伤类型，占 48.8%。② 膝关节内翻损伤，表现为内髁劈裂，骨折线经髁间嵴或位于髁间嵴内侧。③ 外翻、剪切、旋转及轴向暴力的混合暴力，其中内旋暴力是导致膝关节发生半脱位的关键因素，典型骨折类型表现为胫骨内髁劈裂，且骨折线起始于髁间嵴外侧，内髁与股骨内髁匹配良好，但胫股外侧发生旋转半脱位。④ 膝关节处于伸直时受到轴向暴力所致，骨折特点为内、外髁均发生劈裂或劈裂塌陷，但胫骨髁与股骨髁的关节对合良好，不存在膝关节脱位或半脱位。⑤ 膝关节屈曲状态下，轴向或外翻暴力作用于胫骨平台的后侧，表现为单纯后内侧髁劈裂骨折、单纯后外侧塌陷以及（或）后内侧劈裂合并后外侧塌陷。⑥ 膝关节处于过伸时受到轴向暴力，骨折表现为胫骨平台的前侧明显压缩，但后方结构完整。

三、临床表现与辅助检查

膝关节局部肿胀、压痛，膝关节活动受限；高能量损伤者，局部肿胀更加明显，短期内可出现张力性水疱；低能量损伤者，膝关节肿胀并不明显，需进行仔细的体格检查。

传统的正、侧位 X 线检查是必须的，也可补充双侧 45° 斜位。常规行 CT 平扫、冠状位和矢状位重建及三维重建。必要时行 MRI 检查，评估半月板、韧带等软组织损伤情况。如怀疑肢体血管损伤时，应通过多普勒超声、下肢 CTA 或（和）DSA 来进行评估。

四、分　　型

在胫骨平台骨折分型的发展史上先后产生了多种分别基于 X 线或是基于 CT 的胫骨平台骨折的分型方法：Moore 分型[4]、Schatzker 分型[5]、AO/ATO 分型[6]、侯筱魁等人依据关节镜的分型[7]、三柱分型[8]、四柱分型[9]、毛玉江等依据损伤机制的分型[3]、十柱分型[10]、微创治疗胫骨平台骨折的简易分型方法和综合分型[11] 等。Schatzker 分型、AO/ATO 分型是依据 X 线判断的分型，其中 Schatzker 分型是目前临床工作中应用最广的分类方法之一。但 Schatzker 分型也有局限性，因为其是基于膝关节 X 线的分类方法，后侧髁骨折难以显影清楚。伴随着 CT 的发展，人们已经认识到单纯依靠 X 线判断分型的局限性。

2010 年，罗从风等提出基于 CT 的胫骨平台骨折分型方法[8]，共对 304 例胫骨平台骨折患者进行手术及术前分型，旨在评估此分型的可靠性，即"三柱分型"（图 13-1）。胫骨平台骨折三柱分型系统：取胫骨平台的横切面，确立几个坐标，O 为胫骨平台髁间嵴连线的中点，A 为胫骨结节，D 为胫骨平台内侧嵴，C 为腓骨头前缘与胫骨平台重叠的点。故胫骨平台被这 4 个点所连成的 AO、DO、CO 切割为 3 个部分，ADO 为内侧柱，ACO 为外侧柱，DOC 为后侧柱，将累及皮质破裂定义为柱骨折。将胫骨平台骨折分为：零柱骨折、单柱骨折（内侧、外侧、后侧柱骨折，后侧柱骨折又可细分为后内侧柱骨折和后外侧柱骨折）、双柱骨折（包括内侧和外侧柱骨折、内侧和后侧柱骨折、外侧和后侧柱骨折）、三柱骨折。基于三维 CT 的三柱分型，可以更全面地评估胫骨平台骨折的损伤情况，更好地指导手术治疗。

2014 年，张世民教授在胫骨平台骨折的三柱分型理论基础上提出四柱分型[9]（图 13-2），其更重视胫骨平台后柱骨折。将胫骨平台骨折分为前内侧（AM）、前外侧（AL）、后内侧（PM）、后外侧（PL）四柱。

分型的目的主要是指导临床治疗，在了解损伤机制的基础上，通过三柱、四柱甚至十柱等分型方法，术前精确评估胫骨平台骨折累及的区域，有利于术前计划的制订以及手术的实施。

五、治 疗

胫骨平台骨折目标为关节面解剖复位、力线恢复，达到关节稳定。如果采用手术治疗，则需要稳定固定，早期功能锻炼，并避免切口并发症。对于移位的关节内骨折、关节面压缩伴膝关节不稳、合并脱位、合并韧带损伤、合并血管神经损伤或骨筋膜室综合征、

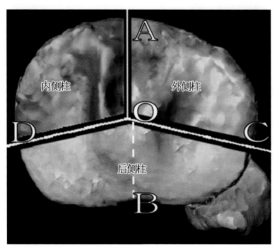

图 13-1 三柱分型示意图

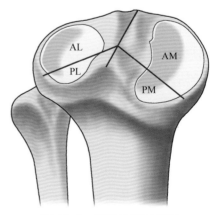

图 13-2 四柱分型示意图

胫骨平台骨折伴力线异常，特别是内翻畸形、多发伤患者等建议采用手术治疗。膝关节不稳需区分是骨性不稳还是韧带损伤造成的不稳定，以便对其进行针对性的修复。对于胫骨平台骨折功能疗效，通常认为与关节面的精准复位密切相关，大多数学者认为其远期疗效与关节面移位和塌陷程度相关。

到底膝关节平台可以接受多少毫米的关节面塌陷移位，尚存在争议。有学者推荐关节面塌陷＞2 mm需要手术；也有学者推荐关节面塌陷＞5 mm或者力线异常超过5°需要手术。

目前主流观点认为关节面塌陷移位＞10 mm需要手术；如果关节面塌陷＜5 mm且膝关节稳定，可以考虑采用保守治疗。如果关节面塌陷移位在5～8 mm，要根据患者的年龄、膝关节的活动需求等选择合适的治疗方法。如果患者年龄较大且运动需求低，可考虑采用保守治疗。如果患者年轻或活动需求大，建议采用手术。采用保守治疗时，推荐使用铰链式膝关节支具，早期在支具保护下非负重活动，可以取得满意的治疗效果。远期随访研究显示膝关节创伤性关节炎与膝关节不稳、力线未恢复有关，与关节面未恢复平整关系不大。

目前，Schatzker Ⅳ型胫骨平台骨折、过伸型胫骨平台骨折的治疗是临床热点问题。

（一）Schatzker Ⅳ型胫骨平台骨折

该型胫骨平台骨折为骨折脱位型，通常由高能量损伤、屈膝内翻暴力所致，特点为骨性脱位，常合并韧带损伤。国内学者Bingshan Yang[12]2020年发表了有关Ⅳ型胫骨平台骨折软组织损伤相关的论文，结果显示，外侧副韧带损伤比例达到63%（17/27），前交叉韧带损伤比例为92.6%（25/27），外侧半月板和内侧半月板损伤比例分别达到63%（17/27）、44.4%（12/27），内侧副韧带损伤为29.6%（8/27），该研究提醒我们Ⅳ型胫骨平台骨折不仅骨性损伤重，软组织损伤同样严重。在修复骨性损伤的同时，是否需要一期修复软组织损伤？张宇等[13]于2020年在《中华创伤骨科杂志》发表Schatzker Ⅳ型胫骨平台骨折韧带损伤的MRI观察及对膝关节稳定性的影响，通过对比分析术前膝关节有脱位与无脱位患者骨折形态和韧带损伤情况，结果显示韧带损伤并非Schatzker Ⅳ型胫骨平台骨折发生膝关节半脱位的主要因素，对于合并多韧带损伤的患者，建议骨折愈合后进行全面评估，根据具体的膝关节不稳程度考虑二期韧带修复或重建。

Schatzker Ⅳ型胫骨平台骨折手术难度较大，其中内侧平台的解剖复位坚强固定是基础，同时需对关节塌陷骨块进行精准复位，最终得以恢复下肢力线及关节面的平整。

纠正膝关节脱位时，可以考虑选用骨盆复位钳，将其钳夹点分别置于股骨远端内侧髁及外侧平台，结合下肢持续牵引，脱位有望得以纠正。当然，如果外侧半月板卡压在外侧平台塌陷关节面内，则需做前外侧小切口，解锁外侧半月板后方可纠正脱位。

内侧平台力求解剖复位，避免内翻畸形。根据胫骨内侧平台骨折线及关节面塌陷部位，选择从内前方或者内后方骨折缝隙复位塌陷关节面。

（二）过伸型胫骨平台骨折

过伸型胫骨平台骨折是近年来研究的热点和焦点问题。其发生机制有两种形式，一是足部着地不动，暴力从后方直接作用于胫骨；二是用力向前踢腿的间接暴力。暴力过程中伴随的膝关节内翻或外翻、内旋或外旋，往往决定了暴力在膝关节的作用方向，也预示着发生对角线损伤（同侧压缩、对侧牵张，二者呈 180° 相反方向）的结构和部位。

过伸型胫骨平台骨折在 X 线上的特征性改变如下：在矢状位上，胫骨平台后倾角消失，前侧皮质压缩或（和）伴有后侧皮质张开，在冠状位上通常伴有膝内翻或者外翻。

王秋根教授团队早在 2016 年率先发表了过伸型胫骨平台骨折合并软组织损伤的流行病学研究[14]，结果发现，韧带损伤达 89%（16/18），腘动脉损伤 22%（4/18），腓总神经损伤 5.5%（1/18）。同年，国外学者也报道了类似的研究结果[15]。这些研究提示我们，过伸型胫骨平台骨折合并软组织损伤的发生率高，发生血管神经损伤及骨筋膜室综合征的发生率较高，临床上需要我们警惕。早期诊断十分重要。首先需明确膝关节外伤史，是否存在过伸损伤；其次 X 线可以初步判断，CT 平扫及三维重建可了解其骨折细节，MRI 了解软组织损伤情况。早期需关注膝关节、小腿肿胀情况，关注远端血供及感觉情况，推荐常规下肢动静脉 B 超检查。怀疑有血管损伤，需行血管造影以明确诊断。姚翔等[16]根据过伸双髁胫骨平台骨折损伤特点，提出了如下分型，对临床诊治具有较大意义：Ⅰ度损伤为单纯前方平台压缩骨折；Ⅱ度损伤为前方平台压缩延伸至后壁，其后壁骨折无分离移位；Ⅲ度损伤为前方平台压缩延伸至后壁，其后壁骨折分离移位（图 13-3）。

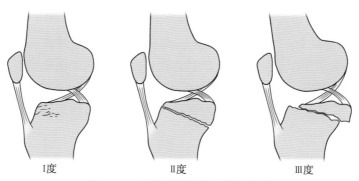

Ⅰ度　　　　　　　　Ⅱ度　　　　　　　　Ⅲ度

图 13-3　过伸型胫骨平台骨折分型

过伸型胫骨平台骨折需警惕血管神经损伤及骨筋膜室综合征的发生。在保全肢体的情况下，选择合适的手术入路，恢复膝关节后倾角及力线，恢复关节的稳定性。对于Ⅰ度损伤，如膝关节稳定，可采用保守治疗。Ⅱ度及Ⅲ度损伤需要手术治疗。Ⅱ度损伤主要对前方予以复位固定，Ⅲ度损伤则需前后联合固定。术中需对前方进行有效复位，充分植骨，以恢复后倾角，并予以稳定固定。

六、争 议 点

（1）单纯后外侧胫骨平台骨折或累及外后侧平台的复杂骨折，手术处理的指征尚不明确，究竟后外侧骨折移位到什么程度需要手术，患者通过手术获益更大，尚无定论。

（2）文献报道胫骨平台骨折时半月板、韧带等软组织损伤发生率较高。目前，我们对于骨折脱位型、过伸型胫骨平台骨折，强调术前做 MRI 检查，那么其他类型的胫骨平台骨折是否也需要做 MRI 检查，以明确诊断，仍须研究。

（3）胫骨平台骨折手术治疗后，有时会出现胫骨平台增宽，到底如何正确评估增宽的胫骨平台骨折，以及增宽到什么程度会影响关节功能，需继续研究。

（敖荣广，禹宝庆）

参 考 文 献

[1] Schatzker J, McBroom R, Bruce D. The tibial plateau fracture. The Toronto experience 1968－1975[J]. Clin Orthop Relat Res, 1979, 138: 94－104.

[2] Evangelopoulos D, Chalikias S, Michalos M, et al. Medium-term results after surgical treatment of high-energy tibial plateau fractures[J]. J Knee Surg, 33: 394.

[3] Hua K H, Jiang X Y, Zha Y J, et al. Retrospective analysis of 514 cases of tibial plateau fractures based on morphology and injury mechanism[J]. Journal of Orthopaedic Surgery and Research, 2019, 14: 267.

[4] Moore T M. Fracture — dislocation of the knee[J]. Clin Orthop Relat Res, 1981, 156: 128－140.

[5] Schatzker J, McBroom R, Bruce D. The tibial plateau fracture. The Toronto experience 1968－1975[J]. Clin Orthop Relat Res, 1979, 138(138): 94－104.

[6] Smith R M. The classification of fractures[J]. J Bone Joint Surg Br, 2000, 82(5): 625－626.

[7] 侯筱魁，王友，史定伟，等. 胫骨平台骨折的关节镜下分型［J］. 上海医学，2001，24（9）：520－522.

[8] Luo C F, Sun H, Zhang B, Zeng B F. Three-column fixation for complex tibial plateau fractures. J Orthop Trauma. 2010, 24(11): 683－692.

[9] Chang S M, Hu S J, Zhang Y Q, et al. A surgical protocol for bicondylar four-quadrant tibial plateau fractures[J]. International Orthopaedics (SICOT), 2014, 38: 2559－2564.

[10] Krause M, Preiss A, Mtiller G, et al. Intra-articular tibial plateau fracture characteristics according to the "ten segment classification[J]. Injury, 2016, 47(11): 2551－2557.

[11] 郑占乐，常恒瑞，刘欢，等. 胫骨平台骨折综合分型初步探讨［J］. 河北医科大学学报，2018，39（11）：1354－1355.

[12] Yan B S, Sun J W, Yin W P. The prevalence of soft tissue injuries in operative Schatzker type Ⅳ tibial plateau fractures[J]. Archives of Orthopaedic and Trauma Surgery, 2020. Arch Orthop Trauma Surg, 2021, 141(8): 1269－1275.

[13] 张宇，胡军，宋李军，等. Schatzker Ⅳ 型胫骨平台骨折韧带损伤的 MRI 观察及对膝关节稳定性的影响 [J].

中华创伤骨科杂志，2020，22（11）：927-932.

[14] Wu K, Huang J H, Lin J, et al. Diagnosis and treatment of anterior tibial plateau fracture-dislocation: A case series and literature review[J]. J Knee Surg, 2017, 30(2): 114-120.

[15] Firoozabadi R, Schneidkraut J, Beingessner D, et al. Hyperextension varus bicondylar tibial plateau fracture pattern: diagnosis and treatment strategies[J]. J Orthop Trauma, 2016, 30: e152-e157.

[16] Yao X, Xu Y, Yuan J, et al. Classification of tibia plateau fracture according to the "four-column and nine-segment" [J]. Injury, 2018, 49(12): 2275-2283.

第十四章
踝关节骨折

踝关节骨折是最常见的骨折之一，发生率在下肢损伤中仅次于股骨近端骨折。踝关节骨折的发生具有双峰年龄分布特征，主要集中在年轻人和老年妇女，其中老年人踝关节骨折近年来有显著增加的趋势。踝关节骨折多为低能量损伤，损伤机制多为间接暴力，包括旋转、平移和轴向暴力，导致距骨相对踝穴的半脱位甚至脱位，同时伴有多发的骨折；直接暴力引起的踝关节骨折比较少见。踝关节骨折属于关节内骨折，治疗应着重于恢复正常的关节解剖并为早期康复训练提供足够的稳定性。稳定、无移位的骨折类型可以保守治疗；不稳定的、骨折块移位的骨折类型，可以通过切开复位内固定达到解剖复位和坚强固定。手术方式不能简单基于骨折类型决定，软组织的状况也是要考虑的重要因素。另外，患者的基础条件，例如年龄、糖尿病和骨质疏松症等也可能会改变踝关节骨折的手术适应证和手术方案。

一、应 用 解 剖

踝关节的稳定性由骨性榫卯结构及周围三个韧带复合体提供。骨性榫卯结构由三部分组成：胫骨远端、腓骨远端和距骨体。胫骨远端和腓骨远端形成踝穴，容纳距骨体；主要关节由胫骨远端关节面和马鞍形的距骨穹窿构成；同时，距骨的内、外侧关节面分别与内、外踝相匹配，参与构成关节结构。踝穴周围三个韧带复合体进一步加强了踝关节的稳定性：包括下胫腓韧带复合体以及外侧和内侧副韧带复合体。

（一）下胫腓韧带复合体

胫骨远端和腓骨远端结合在一起形成坚强而有一定弹性的下胫腓联合结构，它由三个部分构成（图 14-1）[1,2]：

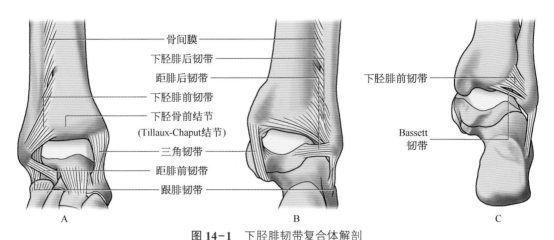

图 14-1 下胫腓韧带复合体解剖
A. 前面观；B. 后面观；C. 下胫腓前副韧带（Bassett 韧带）

（1）下胫腓前联合（下胫腓前韧带和 Bassett 韧带）将胫骨前结节（Tillaux-Chaput 结节）与外踝相连，其中 Bassett 韧带常作为关节镜下的解剖定位标志。

（2）下胫腓后联合（下胫腓后韧带）较强，连接外踝及胫骨后结节。

（3）骨间韧带将胫骨自腓骨切迹处与腓骨连接，并且移行为下胫腓近端的骨间膜。

（二）侧副韧带复合体

侧副韧带可防止距骨在踝穴中的内外翻倾斜及前后移位，可分为外侧副韧带复合体及内侧副韧带复合体。

1. **外侧副韧带**

由三个部分组成（图 14-2）[2, 3]：

（1）距腓前韧带起源于腓骨远端前缘，止于距骨外踝关节面的前缘，存在一定的解剖变异。通常分上下两束，下束常与跟腓韧带融合为外侧腓距跟韧带复合体，为外侧副韧带修补的手术方案制订提供了解剖学的依据。

（2）跟腓韧带起源于腓骨尖并于腓骨肌腱深层向远端延伸止于跟骨。

（3）距腓后韧带起源于腓骨远端后侧并向后止于距骨。

2. **内侧副韧带**

即三角韧带，由两部分组成[4]：

（1）浅层的胫跟韧带、胫弹簧韧带（两者可融合为扇形）、胫舟韧带以及胫距后韧带浅层。

（2）深层的胫距前韧带和胫距后韧带深层。

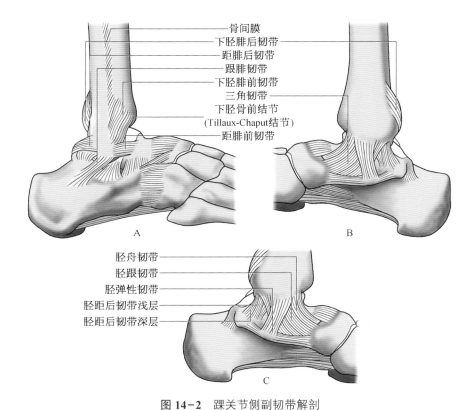

骨间膜
下胫腓后韧带
距腓后韧带
跟腓韧带
下胫腓前韧带
三角韧带
下胫骨前结节
(Tillaux-Chaput结节)
距腓前韧带

A　　　　　　　B

胫舟韧带
胫跟韧带
胫弹性韧带
胫距后韧带浅层
胫距后韧带深层

C

图 14-2　踝关节侧副韧带解剖

A. 外侧副韧带复合体；B. 内侧副韧带复合体（三角韧带）；C. 三角韧带浅层及深层

（三）踝穴匹配性

距骨与整个踝穴的关节面在跖屈和背伸的所有位置上均保持严格匹配，这种严格匹配对于应力的均匀分布非常重要，因此在损伤后必须予以恢复[5]。生物力学研究表明，踝关节的匹配不是通过铰链运动维持，而是在踝关节跖屈和背伸运动中通过距骨的滑动和旋转，结合腓骨的伴随运动实现的[6]。踝关节的跖屈伴随着距骨的内旋；踝关节的背伸伴随着距骨的外旋和向后外侧的移动，同时伴有腓骨的外旋。这种腓骨在下胫腓联合处的运动对踝关节的正常功能至关重要。踝穴的高度匹配可以最大程度保护踝关节面较薄的关节软骨免于高应力损伤和继发性退变。踝穴匹配的破坏会减少有效接触面积并导致关节软骨应力过载[7]。

二、分型与损伤机制

（一）Lauge-Hansen 分型（图 14-3）

此分型系统是根据尸体标本，基于损伤的旋转机制，通过 X 线片来分型的。分型时首先确定受伤时足的位置（旋前或旋后），然后结合施加到足部的暴力方向产生四种伤害模式：旋后内收（SA）、旋后外旋（SER）、旋前外展（PA）和旋前外旋（PER）。每个损

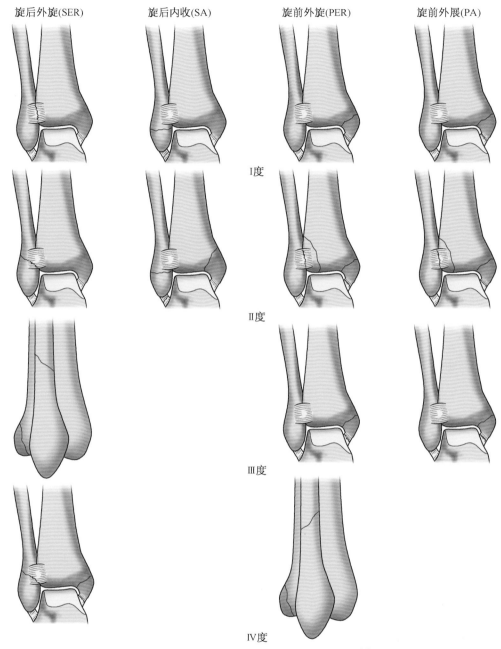

旋后外旋(SER)　　旋后内收(SA)　　旋前外旋(PER)　　旋前外展(PA)

Ⅰ度

Ⅱ度

Ⅲ度

Ⅳ度

图 14-3　Lauge-Hansen 踝关节骨折分型[8]

伤模式都有其损伤顺序。

1. 旋后内收型（SA）

占 20% 的踝关节骨折。

Ⅰ度：外侧副韧带断裂或腓骨横向撕脱型骨折。

Ⅱ度：距骨向内踝移位。垂直骨折线从关节的内侧踝穴向近端延伸，穿过胫骨的干骺端皮质。内踝骨块通常是大的剪切骨块，很少呈粉碎。踝穴内侧顶关节面常常存在压缩损伤。

内踝骨折的垂直剪切模式是旋后内收型损伤的重要组成部分。

2. 旋后外旋型（SER）

该型为最常见的踝关节骨折类型（40%～75%）。腓骨承受剪切力，内侧副韧带复合体承受撕脱型暴力。

Ⅰ度：孤立性距腓前韧带（ATFL）损伤。

Ⅱ度：腓骨斜行骨折伴随 ATFL 中部断裂或胫骨止点处的无移位撕脱性骨折，骨折位于下胫腓水平，伴或不伴下胫腓联合的损伤，骨折线的方向从前下到后上端。

Ⅲ度：Ⅱ度基础上加上后胫腓韧带破裂或后踝骨折。

Ⅳ度：Ⅲ度基础上损伤向内侧结构的进展：内侧踝骨韧带复合体（MMOLC）损伤。这可能是孤立的三角韧带损伤（4 度"等效"病变）或孤立的内踝骨折，或者是内踝前丘骨折合并三角韧带深层断裂。

3. 旋前外展（PA）

通常表现为撕脱型内踝骨折伴随腓骨横行骨折。由于横行折弯暴力，腓骨骨折通常具有侧向蝶形碎片或粉碎。腓骨骨折通常在距关节近端 5～7 cm 处。胫骨前外侧骨折可能会导致距骨倾斜或半脱位。

Ⅰ度：孤立的三角韧带断裂或内踝横向骨折。

Ⅱ度：Chaput 结节骨折或下胫腓前韧带损伤。

Ⅲ度：横行或外侧粉碎性腓骨骨折。

4. 旋前外旋（PER）

Ⅰ度：与旋前外展型类似，孤立的三角韧带断裂或内踝横行骨折。

Ⅱ度：Chaput 结节骨折或下胫腓前韧带断裂。

Ⅲ度：外侧短斜行或螺旋状腓骨骨折，特征是在下胫腓联合水平上从后下部到前上部的骨折线。

Ⅳ度：后胫腓韧带断裂或后踝撕脱骨折。

Maisonneuve 骨折：旋前外旋型（PER）的变型特征是腓骨近端骨折。只要看到孤立的内踝骨折并通过触诊近端腓骨进行筛查存在阳性体征，就应予以怀疑。

近年来，有学者建议增加垂直压缩型为 V 型，指由旋转暴力复合垂直暴力引起的骨折，分为垂直-外旋型、垂直-内收型、垂直-外展型。但学界对该分型存在一定分歧，部分学者认为该型骨折可归为 Pilon 骨折。

Lauge-Hansen 分型的优点及不足：通过 Lauge-Hansen 分型的损伤机制分析，可以大致判断相关韧带的损伤，对手法复位及固定具有指导意义。但研究表明：Lauge-Hansen 分型的可靠性及可重复性存在一定的不足，对切开复位内固定的手术方法指导意义不强，临床仍需要更合适的分型以指导手术方案的制订。

（二）AO-OTA 分型 [1]

足的位置和暴力的方向决定了骨韧带复合体损伤的模式。足的位置决定了哪些结构在损伤开始时处于紧张状态，其大概率会在暴力作用下首先损伤。如果足是旋后位，外侧结构紧张，内侧结构松弛；相反，在旋前位，内侧结构紧张，并且首先会损伤。暴力可以是旋转的，通常是外旋暴力多见；也可以是水平外展或内收。这些暴力机制导致的外踝骨折模式由韦伯最初提出并奠定了 AO 分型的基础 [1]（图 14-4）。

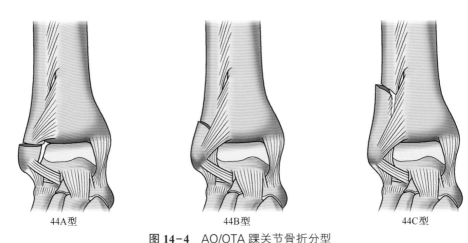

44A型   44B型   44C型

图 14-4   AO/OTA 踝关节骨折分型

44A 型：下胫腓水平下损伤；44B 型：经下胫腓水平损伤；44C 型：下胫腓水平上损伤

1. A 型骨折（下胫腓下损伤）（图 14-5）

当足处于旋后位并在距骨上施加内收应力时，初始损伤将发生于处于张力侧的外踝。这将导致外侧副韧带断裂，或引起韧带止点撕脱骨折，或导致外踝横向骨折，恰好位于下

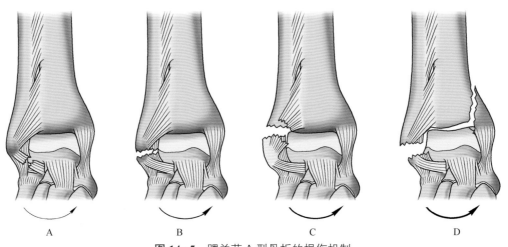

A   B   C   D

图 14-5   踝关节 A 型骨折的损伤机制

外侧为张力侧，伴有足的旋后和内收暴力。A. 距腓前韧带撕裂；B. 腓距跟韧带复合体止点撕脱骨折；
C. 外踝横行撕脱骨折；D. 距骨内收导致内侧结构损伤。外侧结构失效同时存在轴向暴力，
导致内踝剪切、压缩骨折。同时可能存在距骨软骨损伤

胫腓联合水平以下（图 14-5 A～C）。如果应力持续存在，则距骨会倾斜，这将导致内踝的剪切、压缩性骨折。

2. B 型骨折（经下胫腓损伤）（图 14-6）

由于距下关节运动轴倾斜度的存在，足的旋后运动会导致距骨的外旋（图 14-6）。首先，腓骨失效，暴力从踝关节的水平开始从前到后向近端延伸（图 14-6A），形成斜行骨折。暴力进一步使距骨外旋（图 14-6B）引起向后移位，从而导致下胫腓后韧带损伤或后踝骨折（图 14-6C）。最后，由于距骨向后半脱位，内侧复合体在张力下失效，导致三角韧带断裂（图 14-6D）或内踝的横行骨折。

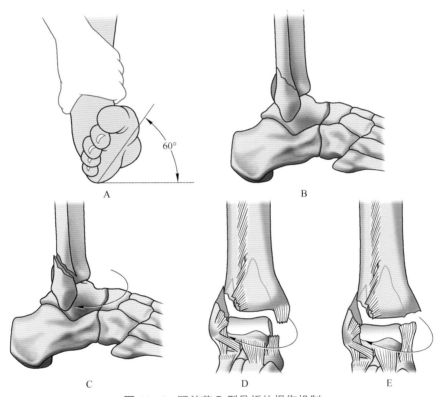

图 14-6　踝关节 B 型骨折的损伤机制

A. 脚处于旋后位，外侧结构失效，导致距骨严重内翻倾斜和外旋；B. 最初的损伤是腓骨的斜行或螺旋形骨折，始于踝关节水平并向后延伸。如果暴力在此时停止，则为非移位裂纹骨折。这是最常见的骨折类型，并且踝穴榫卯结构保持稳定；C. 暴力使距骨进一步旋转导致腓骨骨折向后和向近侧移位；D、E. 距骨旋转进一步导致胫骨的后关节唇骨折（Volkmann 三角）。当距骨向后离开踝穴时，内侧失效发生在三角韧带断裂（D）或内踝骨折（E）处

3. C 型骨折（下胫腓上损伤）（图 14-7）

第三种类型的损伤发生在足旋前位，内侧结构紧张并施加外部旋转力时（图 14-7A～C）。暴力首先以三角韧带断裂（图 14-7D）或内踝撕脱性骨折（图 14-7E）的形式出现在张紧的内侧，这使得距骨的内侧向前方平移。当距骨向外旋转时，它迫使腓骨绕其垂直轴扭转。这首先导致下胫腓前联合韧带断裂，然后导致骨间韧带断裂（图

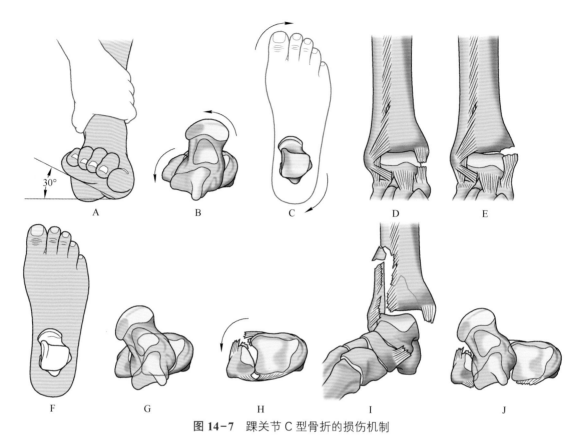

图 14-7　踝关节 C 型骨折的损伤机制

A～C.在施加外旋力的情况下，脚处于旋前状态；D、E.首先受伤的是内侧，三角韧带断裂（D）或
内踝撕脱性骨折（E）。这使得距骨在外旋时向前移动；F～H.腓骨被迫旋转和外移，导致下胫腓韧带断裂；
I、J.最后，腓骨在下胫腓水平上骨折

14-7F～H）。此时，胫骨相对旋转的距骨向内侧移位，迫使腓骨与胫骨分离，进而导致下胫腓后韧带断裂（偶尔发生后踝撕脱骨折），并最终导致腓骨干间接骨折，其水平取决于骨间膜近端撕裂的高度。

需要注意的是，这两种分型系统均未关注软组织方面的问题。例如开放性骨折、水疱或神经血管损伤的评估。因此，临床工作中除了重视骨折类型以外，注意并描述软组织损伤的程度，同时提供适当的治疗，也是非常重要的。

三、临床诊断

对于有踝关节外伤病史，查体显示踝关节压痛、肿胀、淤血的患者，均需考虑踝关节骨折的可能性，通过 X 线片和 CT 检查通常不难做出判断。

然而，踝关节骨折不仅需要考虑骨性结构的破坏，韧带结构的完整性对于整个踝关节的稳定性也起了至关重要的作用。

下胫腓联合韧带损伤的诊断包括术前检查和术中检查，术前足外旋试验、背屈试验、Cotton 试验、小腿挤压试验对下胫腓联合损伤的诊断具有一定参考意义，但需进一步结合影像学检查。X 线片、CT、MRI 对下胫腓联合损伤的敏感性分别为 52.8%、66.9%、92.9%，特异性分别为 98.4%、87.0%、86.5%[9]；术中检查包括外旋试验和拉钩试验，其特异性高，分别可达 98% 和 96%[10]。

三角韧带损伤的诊断主要采取外旋应力位摄片的方式，通过手法或重力给予足部外旋应力并进行踝穴位摄片，若内侧胫距间隙＞5 mm 或内侧胫距间隙＞4 mm 且内侧胫距间隙较上方胫距间隙增宽＞1 mm，则可判断三角韧带损伤。MRI 对于早期三角韧带断裂并不敏感，即使韧带完全断裂，MRI 上有时只表现为水肿信号或部分断裂信号，因此部分学者不建议早期常规使用 MRI 对三角韧带损伤进行诊断。近年来，随着踝关节镜技术的广泛开展和应用，三角韧带损伤在踝关节骨折中的诊断率有一定的增加。

外侧副韧带损伤在踝关节骨折中的关注度较低，漏诊或治疗不当会遗留慢性踝关节不稳定，给患者造成远期功能障碍。查体通常表现为踝关节前外侧肿胀、疼痛及前抽屉试验阳性；除了应力位摄片外，超声及 MRI 对于外侧副韧带的损伤也有重要的诊断价值。

四、治　疗

踝关节骨折的治疗目标是达到踝关节的解剖修复，包括骨性结构和韧带结构的修复以恢复踝穴的稳定性，为早期功能康复训练提供先决条件。对于无移位或经闭合复位满意的稳定骨折可采用保守治疗，而对于不稳定的骨折或复位不满意的骨折则需采用手术治疗，详细治疗策略见图 14-8。手术时机可在伤后 6 小时内肿胀尚未出现之前，或待 5～7 天肿胀消退后再进行手术。

（一）外踝骨折的处理

大多数单纯外踝骨折属于稳定性骨折，保守治疗通常可以取得满意的疗效，手术治疗适用于功能要求高、有早期功能锻炼需求的患者。对于典型的 SER 2 型外踝骨折来说，骨折线通常位于下胫腓联合处由前下至后上方走行，尽管外踝骨折块会发生轻微外旋、向后及向近端移位，但是临床随访发现外踝骨折的轻度移位对于功能恢复并没有影响。

对于外踝骨折合并内踝骨折或（和）后踝骨折的不稳定骨折患者，以及外踝骨折合并三角韧带或（和）下胫腓韧带损伤的患者，需行外踝的手术固定。除了高位腓骨骨折因神经损伤风险不作固定外，低位及中位的骨折都建议行切开复位内固定手术以恢复腓骨的长度、成角及旋转。钢板固定腓骨是最常用的手术方式，而髓内钉适用于糖尿病、下肢水肿、开放性外伤等软组织条件不好的患者，其优点在于手术切口小、温和的软组织处理以及良好的固定强度，在临床应用中取得了一定的治疗结果[11]。

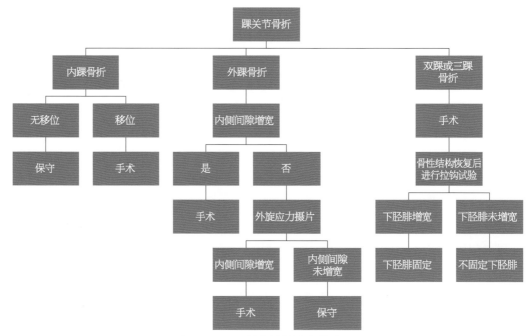

图 14-8 踝关节骨折治疗策略图

（二）内踝骨折的处理

无移位或移位较小的单纯内踝骨折可采取保守治疗，对于移位较大、合并外踝、后踝骨折或下胫腓联合损伤的患者需采取手术治疗。多数内踝骨折线为横向走行，可采用1～2枚空心螺钉进行固定。而旋后内收型踝关节骨折的内踝骨折线通常为纵向走行，可采用阻挡钢板进行固定；术中需注意避免将胫骨后肌腱卡压于骨折间隙内从而影响骨折复位（图14-9）；同时该型骨折常伴有胫骨远端内侧关节面的压缩骨块，关节面力线的恢复至关重要。

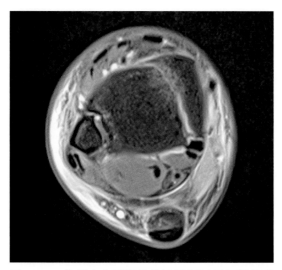

图 14-9 旋后内收型踝关节骨折 MRI 显示胫骨后肌腱卡压于骨折线内

（三）后踝骨折的处理

后踝骨折手术治疗的指征尚存争议，传统观点认为后踝骨折若累及关节面＞25%需行手术固定，但越来越多的学者认为后踝骨折的形态、腓骨切迹的累及以及是否存在夹间碎片对于后踝骨折更有治疗意义[12]。手术治疗的目的是重建胫骨后穹隆顶、腓骨切迹和下胫腓联合的完整性。Bartoníček 和 Rammelt 对后踝骨折的形态

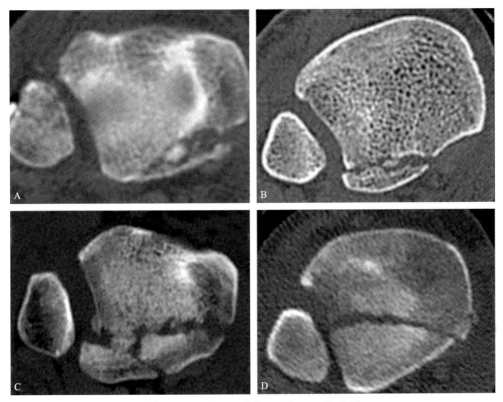

图 14-10　Bartoníček and Rammelt 分型

A. 1 型，胫腓切迹外骨折块；B. 2 型，累及胫腓切迹的后外侧骨折块；C. 3 型，累及胫腓切迹的后外侧 + 后内侧骨折块；
D. 4 型，累及胫腓切迹的单一大块三角形骨折块

进行研究并总结出了后踝骨折的分型（图 14-10），1 型后踝骨折因不累及胫腓切迹可行保守治疗，而 Bartoníček 2～4 型则需行手术治疗。其中，Bartoníček 3 型后踝骨折较难处理，单纯采用后外侧切口难以暴露后内侧骨折块，可采用后内侧联合后外侧入路进行骨折的复位和固定[13]。

（四）下胫腓联合的处理

对于骨性结构恢复后下胫腓间隙增宽及拉钩试验阳性的患者，可对下胫腓联合进行固定，固定方式包括金属螺钉、可降解螺钉、弹性固定等，其中金属螺钉固定仍是当前最主流的治疗方式，但弹性固定更符合踝关节生理特性、复位不良发生率更低、二次手术率更低[14, 15]，临床应用效果满意度高，具有较好的应用前景。值得注意的是，下胫腓联合固定时的复位不良率较高；即使下胫腓联合在解剖位置的坚强固定，也会干扰踝关节的正常生物力学。因此，在解剖及生物力学研究的基础上，有学者提出：对于外旋暴力引起的下胫腓损伤，如果下胫腓后联合的稳定性存在或得以修复，采用下胫腓前韧带修补即可恢复下胫腓的稳定性[16]，避免了下胫腓联合的坚强固定。

五、并 发 症

踝关节骨折术后并发症分为早期并发症和晚期并发症，早期并发症包括伤口感染、深静脉血栓、复位丢失等，晚期并发症主要为创伤性关节炎。其中，创伤性关节炎是最常见的术后并发症。目前认为创伤性关节炎的发生主要与关节软骨损伤程度、骨折复位情况以及踝关节稳定性的恢复情况有关。

在治疗方面，研究发现代谢物、脂质和细胞因子与创伤后关节炎的发展有关，针对这些物质的药物靶向治疗或许可以延缓，甚至逆转创伤性关节炎的进程[17]。

六、争 议 点

三角韧带是踝关节稳定性中重要的一环，主要起到抵抗外翻和外旋应力的作用，损伤后可导致踝穴内侧间隙增宽以及胫距关节接触面积减少，其在踝关节骨折中发生率非常高，约为 39.6%[18]。然而，学界对于三角韧带损伤是否需要修复尚未达成一致：有学者认为在处理完骨性结构和下胫腓联合后无需再修复内侧三角韧带；也有学者认为单纯三角韧带断裂即可导致胫距关节生物力学的改变，因而建议行三角韧带修补。临床研究发现：三角韧带修补有利于恢复内侧胫距间隙，但在功能和并发症发生率方面的改善并不显著[19]。还有研究发现，对于三角韧带损伤合并有下胫腓损伤的患者，修复三角韧带虽然对于患者疼痛、功能、活动度和并发症等方面的改善并不明显，但有助于降低下胫腓复位不良率和内植物取出率[20]。

（张　超，贺　韬，金翔赟，董宇启）

参 考 文 献

[1] Bassett F H, 3rd, Gates H S, 3rd, Billys J B, et al. Talar impingement by the anteroinferior tibiofibular ligament. A cause of chronic pain in the ankle after inversion sprain[J]. The Journal of Bone and Joint Surgery American Volume, 1990, 72(1): 55-59.

[2] Rüedi T P, Buckley R, Morgen C G. AO principle of fracture management[M]. 3rd ed. Berlin: Thieme, 2018.

[3] Vega J, Malagelada F, Manzanares Céspedes M C, et al. The lateral fibulotalocalcaneal ligament complex: an ankle stabilizing isometric structure[J]. Knee Surgery, Sports Traumatology, Arthroscopy: Official Journal of the ESSKA, 2020, 28(1): 8-17.

[4] Guerra P F, Fabian A, Mota T, et al. The tibiocalcaneal bundle of the deltoid ligament — Prevalence and variations [J]. Foot and Ankle Surgery: Official Journal of the European Society of Foot and Ankle Surgeons, 2021, 27(2): 138-142.

[5] Calhoun J H, Li F, Ledbetter B R, et al. A comprehensive study of pressure distribution in the ankle joint with inversion and eversion[J]. Foot & Ankle International, 1994, 15(3): 125-133.

［6］ Michelson J D. Fractures about the ankle[J]. The Journal of Bone and Joint Surgery American Volume, 1995, 77(1): 142－152.

［7］ Ramsey P L, Hamilton W. Changes in tibiotalar area of contact caused by lateral talar shift[J]. The Journal of Bone and Joint Surgery American Volume, 1976, 58(3): 356－357.

［8］ Rothermel S D, Juliano P. Ankle Sprains and Fractures[M]. Berlin: Springer, 2017.

［9］ Chun D I, Cho J H, Min T H, et al. Diagnostic accuracy of radiologic methods for ankle syndesmosis injury: A systematic review and meta-analysis[J]. Journal of Clinical Medicine, 2019, 8(7) .

［10］ Pakarinen H, Flinkkilä T, Ohtonen P, et al. Intraoperative assessment of the stability of the distal tibiofibular joint in supination-external rotation injuries of the ankle: sensitivity, specificity, and reliability of two clinical tests[J]. The Journal of Bone and Joint Surgery American Volume, 2011, 93(22): 2057－2061.

［11］ Dabash S, Eisenstein E D, Potter E, et al. Unstable ankle fracture fixation using locked fibular intramedullary nail in high-risk patients[J]. The Journal of Foot and Ankle Surgery: Official Publication of the American College of Foot and Ankle Surgeons, 2019, 58(2): 357－362.

［12］ Bartoníček J, Rammelt S, Tuček M. Posterior malleolar fractures: changing concepts and recent developments[J]. Foot and Ankle Clinics, 2017, 22(1): 125－145.

［13］ Yang Y, He W. Combined posteromedial and posterolateral approaches for 2-part posterior malleolar fracture fixation[J]. Foot Ankle Int, 2020, 41(10): 1234－1239.

［14］ Solan M C, Davies M S, Sakellariou A. Syndesmosis stabilisation: screws versus flexible fixation[J]. Foot and Ankle Clinics, 2017, 22(1): 35－63.

［15］ Zhang P, Liang Y, He J, et al. A systematic review of suture-button versus syndesmotic screw in the treatment of distal tibiofibular syndesmosis injury[J]. BMC Musculoskeletal Disorders, 2017, 18(1): 286.

［16］ Zhan Y, Yan X, Xia R, et al. Anterior-inferior tibiofibular ligament anatomical repair and augmentation versus trans-syndesmosis screw fixation for the syndesmotic instability in external-rotation type ankle fracture with posterior malleolus involvement: A prospective and comparative study[J]. Injury, 2016, 47(7): 1574－1580.

［17］ Nwankwo E C, Labaran L A, Athas V, et al. Pathogenesis of posttraumatic osteoarthritis of the ankle[J]. The Orthopedic Clinics of North America, 2019, 50(4): 529－537.

［18］ Hintermann B, Regazzoni P, Lampert C, et al. Arthroscopic findings in acute fractures of the ankle[J]. The Journal of Bone and Joint Surgery British Volume, 2000, 82(3): 345－351.

［19］ Salameh M, Alhammoud A, Alkhatib N, et al. Outcome of primary deltoid ligament repair in acute ankle fractures: a meta-analysis of comparative studies[J]. International Orthopaedics, 2020, 44(2): 341－347.

［20］ Dabash S, Elabd A, Potter E, et al. Adding deltoid ligament repair in ankle fracture treatment: Is it necessary? A systematic review[J]. Foot and Ankle Surgery: Official Journal of the European Society of Foot and Ankle Surgeons, 2019, 25(6): 714－720.

第十五章
Pilon 骨折

　　踝关节由胫骨远端、腓骨远端及距骨组成骨性结构。骨与骨之间有韧带连接。外侧有距腓前韧带、跟腓韧带、距腓后韧带，内侧有三角韧带，分为浅层及深层；胫腓骨之间有下胫腓联合韧带（下胫腓前下韧带、骨间韧带、骨间膜、下胫腓后韧带和下胫腓横韧带）连接。

　　Pilon 骨折是指累及胫骨远端关节面及干骺端的骨折。是由于距骨撞击胫骨远端关节面而产生的胫骨远端骨折。法国放射学家 Etienne Destot 于 1911 年首次提出，Pilon 在法语中是药师用来粉碎和碾磨的杵钵，胫骨远端与之非常相像。这一骨折的特点：胫骨远端具有典型的、不同程度的压缩粉碎，常常伴有不同程度的骨质嵌压、粉碎性骨折的表现，累及关节面关节软骨的原发性损伤以及因永久性关节面不平整而导致不良的预后。幸运的是 Pilon 骨折的发生率较低，占下肢骨折的 1% 及胫骨骨折的 3%～10%。该骨折有其特殊性：① 关节内骨折压缩缺损难以解剖复位；② 干骺端骨折难以获得可靠固定；③ 局部软组织薄弱、皮下组织少、血供差，易于形成开放骨折，处理更加困难。因此该骨折治疗棘手，并发症多，预后不确定，是骨科疾病中的一个难题。

　　在很长一段时间内，这一骨折被认为是不宜进行手术治疗的损伤之一，以石膏外固定或支具等保守治疗为主。1950 年，Albin Lambotte 对这种胫骨骨折进行了首例切开复位内固定术[1]。1969 年，Rüedi 和 Allgöwer 切开复位内固定治疗了 84 例低能量创伤所致 Pilon 骨折，74% 的患者获得了良好的效果，有 90% 的患者回到了原工作岗位。但以切开复位内固定术治疗高能量损伤 Pilon 骨折的疗效仍不令人满意，因此近年来，临床上重视采用延期手术、有限切开复位内固定术结合外固定术等微创技术来治疗复杂的 Pilon 骨折。

一　损　伤　机　制

　　两种不同的损伤机制均可导致 Pilon 骨折，其预后亦不同。一种为低能量损伤由于从低处跌落或运动，特别是滑雪致胫骨远端以旋转剪切性损伤为主，这种损伤关节面破坏较轻，预后较好；另一种为高能量损伤，是从高处摔下或机动车交通事故所致，以垂直暴力为主，距骨像锤子一样以极高速度撞击胫骨远端而造成关节面内陷、破碎，干骺端骨质粉碎并且伴有严重的软组织损伤。由于受伤时足的位置不同，胫骨远端关节面损伤最重的部位也不同，可能偏前、后或居中。

70%～85%的胫骨Pilon骨折伴有腓骨骨折。如果存在腓骨骨折，说明有外翻暴力，外侧关节面损伤严重，由于胫骨骨折端的作用，内侧常常出现开放性损伤。相反，如果没有腓骨骨折而产生内翻损伤，则内侧关节面损伤严重。

二、创 伤 分 类

对Pilon骨折的损伤程度评估包括三个方面：胫骨干骺端、踝关节面以及周围的软组织，这些有助于在临床上指导治疗和判断预后。至今，尚没有一种满意的分类或分型将这三者完全结合起来综合考虑。

（一）骨折分型

Pilon骨折的临床分型方法有多种，最常用的是Rüedi-Allgöwer分型和AO分型。

Rüedi和Allgöwer[3]将Pilon骨折分为3型（图15-1）：Ⅰ型为累及关节面的无移位

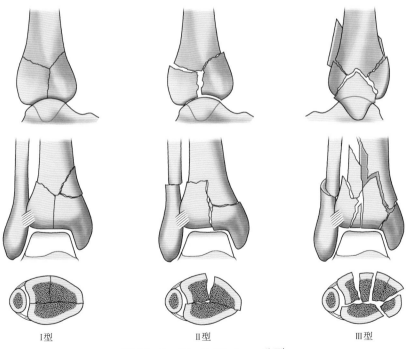

Ⅰ型　　　　Ⅱ型　　　　Ⅲ型

图15-1　Rüedi-Allgöwer分型

的裂缝骨折；Ⅱ型为关节面有移位但无粉碎的骨折；Ⅲ型为累及干骺端和关节面的粉碎性骨折。Ⅰ型为低能量、非直接损伤的结果；Ⅲ型为高能量、直接轴向压缩损伤的结果。

　　1990年，德国 Müller 基金会提出 Pilon 骨折的 AO/ASIF 分型。1996年，美国创伤骨科医师协会（Orthopaedic Trauma Association, OTA）的编码和分类委员会将长骨骨折的 AO 分型进行编码，"4"代表胫骨，"3"代表远端，43B 及 43C 为 Pilon 骨折，又根据骨折严重程度分为各种亚型（图 15-2）。

　　其他的分型方法包括：Ovadia 和 Beals 根据骨折移位和粉碎的程度将 Pilon 骨折细分为 5 型；Maale 和 Seligson 与 Kellam 和 Waddell 根据预后将 Pilon 骨折分为旋转型和压缩型；Mast、Spiegel 和 Pappas 将 Pilon 骨折分为 3 型：垂直负重的旋转损伤、螺旋损伤、垂直压缩损伤；2001年，Letts 等提出了儿童 Pilon 骨折的分类标准；2005年，Topliss 等

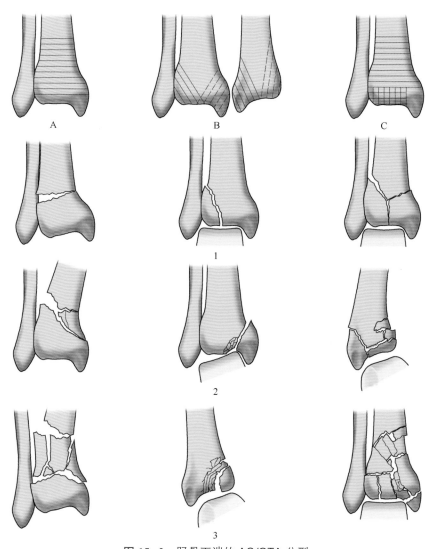

图 15-2　胫骨下端的 AO/OTA 分型

提出了新的分类标准：矢状面骨折（包括 T 形骨折、单纯矢状劈裂骨折、倒 V 形骨折）和冠状面骨折（包括 V 形骨折、T 形骨折、前方劈裂骨折、后方劈裂骨折、单纯冠状劈裂骨折）。

（二）软组织损伤分类

在 Pilon 骨折软组织损伤评分系统中，目前欧洲广泛采用的是 Tscherne-Gotzen[2] 分度。闭合性损伤被分为 4 度：0 度为几乎无软组织损伤；1 度为非直接损伤，有表皮剥脱伴局部皮肤或肌肉的挫伤；2 度为直接损伤，有深部组织污染性挫伤或非直接损伤伴严重张力性水疱和肿胀，即将发生骨筋膜室综合征；3 度为直接损伤，有皮肤广泛挫伤、挤压伤或肌肉毁损伤、血管损伤或骨筋膜室综合征。

另一广泛使用的开放性软组织损伤评分系统是 Gustilo-Anderson 分类 [3]。目前使用的改良 Gustilo-Anderson 分类系统根据创口大小、是否有骨折周围软组织损伤、骨膜剥脱、血管损伤来判断预后，也被分为 4 度。

AO/ASIF 仿照 Tscherne-Gotzen 评分系统提出了自己的评分系统，较为复杂。

三、诊断与评估

远端血供情况。软组织损伤情况评估参照 Scherne-Gotzen 分度和 Gustilo-Anderson 分类。记录每一个开放性伤口的污染范围、部位和程度。一旦发现潜在的开放性骨折，必须立刻采取措施以避免进一步皮肤损伤、坏死。更为重要的是密切观察是否有骨筋膜室综合征的早期征象出现，剧烈疼痛、被动活动第 1 和第 2 趾时出现小腿部疼痛预示小腿骨筋膜室综合征的发生。仔细询问既往史，是否存在酗酒、周围神经病变、糖尿病、抽烟史。

准确了解骨折的几何形态是骨折复位固定的先决条件，骨折当时的 X 线检查以及牵引或复位外支架固定后的 X 线片，有助于发现游离骨块。CT 扫描更能准确了解骨折类型、骨折移位程度、关节面压缩程度。矢状位、冠状位、轴位扫描能帮助医生做出详尽的术前计划。Tornetta 和 Gorup[4] 的工作显示 64% 的 Pilon 骨折因 CT 扫描而改变手术方案。

四、治　疗

治疗原则和其他关节内骨折基本相同，最终目标是关节解剖复位、恢复力学轴线、保持关节稳定、达到骨折愈合和重获一个有功能、无疼痛、能负重、可运动的关节，同时避免感染和创伤并发症。

（一）保守治疗

1. **适应证**

① 骨折移位不明显或关节囊保持完整。② 关节面解剖形态正常的严重粉碎性骨折。③ 全身情况不允许手术治疗的患者。

2. **方法**

① 石膏或支具固定。② 跟骨牵引。③ 外固定支架。

（二）手术治疗

1. **适应证**

Pilon 骨折的手术指征包括[16]：① 开放性骨折。② 骨折伴有神经血管损伤。③ 骨折移位＞5 mm，或关节面台阶＞2 mm。④ 不能接受的下肢力线改变。

2. **切开复位的禁忌证**

包括：① 出现软组织肿胀或张力性水疱。② 有周围血管疾病。③ 出现或可能出现局部感染。

3. **术前评估**

术前认真评估是 Pilon 骨折有效治疗的基础。

（1）骨折评估：① 术前应摄前后位、侧位、斜位胫骨全长 X 线片和足前后位、侧位、斜位、踝穴位 X 线片。② CT 扫描和三维重建能够显示 X 线片所不能显示的骨折块。以了解几个重要骨折块的移位情况：前外侧骨折块（Tillaux-Chaput）为下胫腓韧带在胫骨干骺端的附着处；后踝三角骨折块（Volkmann triangle）；下胫腓韧带在腓骨附着处骨折块（Wagstaffe）；胫骨远端中间"冲床样"骨折块（Die-punch）。③ 评估骨折类型，了解胫骨远端和腓骨的骨折移位、粉碎和压缩程度，了解高能量或低能量损伤。

（2）软组织评估：注意检查是否伴有血管损伤、骨折张力性水疱、软组织挤压伤、闭合性剥脱伤和骨筋膜室综合征。

4. **手术时机**

避免手术并发症的关键是选择适当的手术时机。

（1）对于低能量损伤，因软组织损伤较轻，伤后 6～8 小时内可行急诊手术治疗。多数情况下，软组织损伤的临床表现具有滞后性，谨慎的方法是创伤后 7～10 天再行手术治疗。

（2）对于高能量损伤，软组织损伤较重，还是遵行分期治疗的原则。一般首先给予外固定支架闭合复位固定，10～21 天后待软组织肿胀消退后，行延期切开复位内固定。

（3）老年人由于内植物常固定于骨质疏松的骨组织上；软组织特别是皮肤的活力降低，易于受损伤和坏死；常合并有其他的疾病如糖尿病、周围血管疾病等，致下肢循环功能不全，影响骨折愈合和功能恢复，患者难以配合进行远端肢体康复训练。因此，常需要延期至软组织肿胀完全消退时再手术，一般需要 2～3 周时间。

（4）对于开放性骨折的手术时机选择原则是，伤后 6～8 小时为清创的黄金时间，大部分可一期缝合创口，进行重要组织修复和骨折临时固定；伤后 8～12 小时如污染轻，损伤不严重，根据创口感染可能性的大小，清创缝合或部分缝合创口，骨折固定可以选择外固定架或克氏针或少量螺钉固定。伤后 24～48 小时酌情是否再次清创、创口缝或不缝，根据情况使用持续创面负压吸引。遇骨外露情况，尽可能清理骨折断面后再行回纳。如损伤严重，清创后建议植入抗生素珠链。选择合适的时机，尽早采用皮瓣移植消灭创口。对于开放性损伤，尽早静脉使用有效抗生素。

5. 切开复位内固定

Ruëdi 和 Allgöwer 提出重建 Pilon 骨折的四条顺序原则：① 恢复下肢长度；② 重建干骺端的外形轮廓；③ 植骨支撑；④ 骨干干骺端复位固定。在严格按照上述四条原则处理后，在维持对线对位的情况下早期功能锻炼。

Hansen[5] 进一步提出：仔细评估软组织，分清骨折类型及骨折移位情况，采用合适的手术入路使得手术安全进行，骨折得以精确复位、可靠地内固定，术后可以尽快进行功能训练。

手术入路根据骨折骨块的大小、移位程度，压缩骨块的位置，软组织的情况来决定。有前内侧、改良前内侧、前外侧、外侧、后外侧、后内侧以及改良后内侧入路。

6. 术后护理

术后 2～3 天患肢抬高。根据伤口情况，术后连续运用抗生素 24～72 小时，另外可使用抗血栓药物。如果使用外固定支架，建议每天至少 2～3 次用一种中等强度的过氧化氢溶液或 75% 医用乙醇对针孔进行清洗消毒。早期鼓励患者进行踝关节活动，6～8 周内进行非负重活动。12 周以后根据 X 线片证实已经骨愈合，可完全负重行走。对于一些严重的粉碎性骨折和伴有严重的软骨破坏的患者，需要较长时间的非负重活动（达 14～26周）。尽早进行康复训练。

五、并发症

1. **早期并发症**

血肿形成、伤口裂开、皮肤坏死、慢性水肿、淤滞溃疡形成和感染。

2. **晚期并发症**

骨不连、畸形愈合、创伤性关节炎和慢性骨髓炎。

六、争议点

对于软组织完好的 Pilon 骨折是急诊手术还是分期手术，目前各有报道，但意见不统一。急诊切开复位内固定有增加的趋势。分期手术的病例，一期外固定支架固定时是否进行腓骨固定或腓骨加后踝固定。因为这样的操作可能为二期手术带来不必要的麻烦。如何提高 Pilon 骨折治疗后的疗效，减少创伤性骨关节炎的发生，减少病残率是目前尚未解决的难题。

（黄建华，董宇启）

参 考 文 献

[1] Lambotte. A chirurgie operatioire des fractures[M]. Paris: Masson, 1913.

[2] Tscherme H, Gotzen L. Fracture with soft-tissue injuries[M]. Brilin: Springer Verlag, 1984: 1−58.

[3] Gustilo R B, Aaderson J T. Prevention of infaction in the treatment of one thousdand and twenty-five open fracture of the long bones. Retrospective and prospective analysis[M]. J Bone Joint Surg Am, 1976, 58: 453−458.

[4] Torneta P 3rd, Group J. Axial computed tomography of pilon fracture[M]. Clin Orthop, 1996, 323: 273−276.

[5] Franklin J L, Johnson K D, Hansen S T Jr. Immediate internal fixation of open ankle fractures. Report of thirty-eight cases treated with a standard protocol[M]. J Bone Joint Surg Am, 1984, 66: 1349−1356.